国家出版基金项目

盲人按摩师职业技能提高丛书

盲人按摩师综合素质培养

成为品　主编

中国盲文出版社

图书在版编目（CIP）数据

盲人按摩师综合素质培养 / 成为品主编．—北京：中国盲文出版社，2012.8
（盲人按摩师职业技能提高丛书）
ISBN 978－7－5002－3888－1

Ⅰ.①盲…　Ⅱ.①成…　Ⅲ.①按摩师－素质教育　Ⅳ.①R192

中国版本图书馆 CIP 数据核字（2012）第 202116 号

盲人按摩师综合素质培养

主　　编：成为品
出版发行：中国盲文出版社
社　　址：北京市西城区太平街甲 6 号
邮政编码：100050
电　　话：（010）83190019
印　　刷：北京中科印刷有限公司
经　　销：新华书店
开　　本：787×1092　1/16
字　　数：161 千字
印　　张：15.5
版　　次：2012 年 8 月第 1 版　2012 年 8 月第 1 次印刷
书　　号：ISBN 978－7－5002－3888－1/R·613
定　　价：16.00 元

《盲人按摩师职业技能提高丛书》编委会

学术指导　卓大宏　王之虹　范吉平

主　　编　李志军

副 主 编　张明理　赖　伟　刘明军

编　　委　（按姓氏笔画排序）

王　军　王　结　成为品　刘　飞
刘丽波　刘洪波　刘　鹏　刘　颖
齐　伟　关雪峰　李红科　李雁雁
何　川　张　欣　陈幼楠　卓　越
周世民　赵润琛　郭长青　谢玉秋
谢金梁　薛卫国

《盲人按摩师综合素质培养》编委会

主　编　成为品

副主编　成　严　许昌磊

编　委　张海燕　郝秋瑾　吴月明　蔡　敏

出版说明

为了满足广大盲人按摩师提高职业技能、强化能力建设的需要，在国家出版基金的大力支持下，我们组织编写了这套《盲人按摩师职业技能提高丛书》。

近几十年来，随着经济社会发展和人们康复保健意识的不断提高，社会对保健、医疗按摩人员的需求不断增长，数以百万计的健全人进入按摩行业，使得该领域的竞争日趋激烈，盲人按摩师面临越来越严峻的挑战。为了帮助盲人按摩师更好地适应日益升级的市场竞争，本丛书着眼于强化盲人按摩师的综合能力建设，旨在充实盲人按摩医疗知识储备、丰富盲人按摩手法和技法，以便帮助广大盲人按摩师更好地提高理论水平和实践技能，推进盲人按摩事业科学健康发展。

本套丛书共计 23 种，内容包括以下 5 个方面：第一，总结盲人按摩专家特色技法经验，挖掘与整理我国近 50 年来较具代表性的百位盲人按摩专家的特色技法，为盲人按摩师提供宝贵借鉴，如《百位盲人按摩师特色技法全书》；第二，着眼于提高临床按摩技能，深化盲人按摩师临床技能培训，如《颈肩腰腿病名家按摩技法要旨》、《内科按摩名家技法要旨》、《妇科按摩名家技法要旨》、《儿科按摩名家技法要旨》及《医疗按摩误诊误治病案总结与分析》；第三，挖掘与整理古今按摩学理论与实践经验，夯实盲人按摩师专业功底，如《古代经典按摩文献荟萃》、《中国按摩流派技法精粹》、《名家推拿医案集锦》及《现代名家按摩技法总结与研究》；第四，强化盲人按摩师综合能力建设，消除盲人按摩师与患者的沟通障碍，如《盲人怎样使用计算机》、《盲人按摩师综合素质培养》及《盲人按摩师与患者沟通技巧》；第五，拓宽盲人按摩师视野，为盲人按摩师掌握相关知识和技能提供帮助，如《实用康复疗法手册》、《美容与减肥按摩技法要旨》、《美式整脊疗法》、《亚洲各国按摩技法精髓》与《欧式按摩技法精髓》。

本丛书编撰过程中，得到中国盲人按摩指导中心、中国盲人按摩协会、中国中医科学院、中国康复研究中心、北京中医药大学、长春中医药大学、辽宁中医药大学、黑龙江中医药大学、天津中医药大学、中山大学、北京按摩医院等专业机构相关专家的指导和帮助，编委会成员、各分册主编和编者为本丛书的编撰付出了辛勤的劳动，在此谨致谢意。

鉴于本丛书集古今中外按摩学知识之大成，信息量大，专业性强，又是首次对全国数百位盲人按摩专家的经验进行系统挖掘和整理，在编写过程中难免存在不足甚或错漏之处，衷心希望各位读者在使用中给予指正，并提出宝贵意见，以便今后进一步修订、完善，更好地为盲人按摩师职业技能提高提供切实帮助。

《盲人按摩师职业技能提高丛书》编委会

2012年8月

前　言

盲人是世界上困难最多、障碍最大的群体。新中国成立前，盲人由于缺乏系统教育，仅能靠乞讨、算命、卖唱谋生。新中国成立后，在历届党和国家领导人的关怀下，尤其在中国残疾人联合会成立后，经中残联中国盲人按摩指导中心的不懈努力，为盲人铺设了一条展现自我、实现人生价值的光明之路——盲人按摩。

目前，我国盲人按摩教育已从单纯的培训形式，发展为中专、大专、本科等高等教育，逐渐形成分层次、多渠道的培训教育体系，使我国盲人按摩事业取得快速发展。经过 60 多年的努力，我国现拥有盲人按摩人员 15 万余人，其中保健按摩人员约 12 万，医疗按摩人员约 3 万。有的盲人取得医学硕士学位，有的取得正、副主任按摩医师职称，有的成为一院之长，有的成为科室、科研项目的主要负责人和骨干力量，还有的盲人按摩师自主办学、开办按摩机构等，更有一些盲人按摩专家被邀请出国访问、讲学。盲人按摩事业不仅使祖国医学得到传承与发展，更为人类健康做出了贡献，同时也充分体现了盲人的人生价值，实现了盲人残而不废、自食其力的愿望。

随着盲人按摩事业的快速发展，社会对按摩行业的要求也越来越高，加之部分地区盲人按摩人员素质不高，使盲人按摩工作出现一些不该出现的问题。例如：因言行不规范、服务不到位，造成医患（或按摩师与宾客）之间的矛盾和纠纷；技术不精、工作疏忽，造成患者（或宾客）在保健按摩中疾病突发，因抢救不及时而死亡等。为杜绝此类事件的发生，保障我国盲人按摩事业健康有序地发展，以加强和提高盲人按摩人员综合素质，我们编写了《盲人按摩师综合素质培养》一书，以供全国盲人按摩师培训和盲人按摩人员自学之用。

本书重点阐述了“按摩师的职业道德”、“按摩师的礼仪礼节”、“按摩师的文化艺术修养”、“有关按摩师的法律法规”、“按摩师的人际交往”、“按摩师的职业规范”和“按摩师的心理知识”等内容，以望全面提高我国盲人按摩师的综合素质，更好地为人们健康服务。

由于作者水平有限，加之时间仓促，本书不可避免地存在问题和不足，敬请读者斧正。本书在编写过程中，得到北京成人按摩学校大力支持，在此一并表示铭心感谢。

成为品
2012 年 8 月 26 日

目　录

第一章　绪　论

第一节　按摩及盲人按摩概况

一、按摩概况

按摩是中华医学的瑰宝。按摩，古称“按跻”、“跻引”、“案扤”，明代以后，按摩亦称推拿，如当时的《小儿推拿方脉活婴秘旨全书》、《小儿推拿秘诀》均称按摩为推拿。早期的按摩疗法仅用于少数疾病的治疗，手法种类也很少，常用的是按和摩两种手法。按法是单纯地向下用力，即所谓的“按而留之”。现存最早的中医专著《内经》中就有关于按法的记载,《素问·举痛论》说：“寒气客于背俞之脉，则脉泣，脉泣则血虚，血虚则痛，其俞注于心，故相引而痛，按之则热气至，热气至则痛止矣。”摩法则是在体表做环形抚摩。随着按摩治疗范围的扩大，手法也有了相应的发展，出现了推、拿、捏等手法。在实践中，人们逐渐发现不同的手法、不同的用力方向对疾病的疗效也各有不同，遂逐步地把手法归类，以对疾病的治疗更具针对性。

按摩既是人类最古老的一种疗法，又是一门年轻而具有远大发展前途的医疗科学。从有人类开始，人们为了求得自身的生存，不断地从事劳动，并与自然界的各种不利因素作斗争，艰辛的劳动使损伤和疾病成了人们生活中的主要威胁。在生活实践中，人们很自然地按摩受损部位，发现疼痛减轻，甚至消失了。在此基础上人们逐渐总结了按摩对人体的治疗作用。

人类在逐渐认识按摩作用的基础上，有目的地将按摩用于医疗实践，并不断地加以总结，逐渐形成了按摩治疗体系。这一体系形成于2000多年前的先秦两汉时期，当时的两部医学巨著，即《黄帝内经》和《黄帝岐伯按摩十卷》，第一次完整地建立了中医学的理论体系，确立了按摩作为一门学科在中医学体系中的地位。

随着社会的进步，科学的发展，现代文明给人类带米种种挑战，如化学药物的不良反应及毒副作用、手术疗法的昂贵开支等迫使人们去寻求一种无损伤、无副作用的医疗保健模式，因此非药物疗法越来越受到人们的青睐。按摩，这朵中医学里的奇葩，因其疗效好、无副作用、简便易行，愈来愈受到人们的重视。

广大的按摩医师和现代医学的科研工作者合作，对按摩的手法、生理作用、治疗作用原理做了大量的研究工作，并取得了成就。研究主要集中在以下4个方面：①按摩手法动力学；②按摩镇痛；③按摩对内脏功能的影响；④按摩对周围循环的影响。许多按摩专家、学者著书立说，近代以来有影响的按摩专著有：上海中医学院俞大方主编的《按摩学》，北京曹锡珍的《中医按摩疗法》，上海金义成编的《小儿推拿》、《中国推拿》，骆竞洪编的《实用中医推拿学》和《中华推拿医学志——手法源流》，曹仁发主编的《中医推拿学》，北京按摩医院编写的《中国按摩全书》，李业甫主编的《推拿学》系列丛书，成为品主编的《按摩学基础》、《保健按摩》系列教材，江苏邵铭熙主编的《实用推拿学》，董福慧主编的《触诊诊断学》等。

由于按摩具有独特的医疗作用，已引起国际医学界的广泛关注，许多国家对此开展了临床和研究工作。古老的按摩疗法不断为人类的医疗保健事业做出新的贡献。

二、我国盲人按摩概况

世界卫生组织（WHO）2003 年 10 月公布，全球盲人数量已达 4500 万，视力障碍患者 1.35 亿，这一数字还在以每年 100 万～200 万的速度增长。盲人因视觉障碍，在择业、就业上面临着巨大压力。因此，解决盲人就业问题，成为摆在世界各国面前的一大难题。

由于按摩简便易行，无损伤，无副作用，效果显著，深受各国人民欢迎；而盲人具有手触觉灵敏、注意力集中、记忆力强的生理特点，最适宜从事按摩工作。为了解决盲人就业问题，我国于 1955 年将盲人按摩作为一项事业发展，在北京举办了盲人按摩培训班，到 1966 年共举办了 5 期，培养了 200 名盲人按摩人员。他们先后被分配到全国各地，有的办起了按摩诊所，有的办起了按摩学校。1988 年中国残疾人联合会成立后，首次将盲人按摩工作纳入中国残疾人事业“九五”发展纲要，并制定了一系列政策、规定。在此期间盲人按摩被分为保健按摩和医疗按摩，各地政府在培养、培训和就业安置盲人按摩师方面给予了经济扶助及政策保障，有力地推动了全国盲人按摩事业的发展。

随着《中国残疾人事业“九五”、“十五”、“十一五”发展纲要》和《盲人按摩工作实施方案》的贯彻落实，到目前为止全国已有盲人按摩人员约15万人，其中保健按摩人员12万人，医疗按摩人员3万余人；按摩机构8万个，其中医疗按摩机构2万个，保健按摩机构6万个。盲人按摩教学单位80多个，其中保健按摩职业培训机构40多个，盲人按摩中专学校50多个，盲人按摩大学专科学校6个，大学本科学校3个。盲人按摩多渠道、分层次的教育体系已经形成，分散按比例就业已在全国普遍实施，经过培养、培训的盲人按摩人员就业率达98%，盲人按摩人员的平均月收入在人民币2000元以上，有的达万元以上，有的甚至成为按摩连锁店老板、企业家。按摩不仅提高了盲人的经济地位、社会地位和政治地位，而且满足了人们对医疗、保健按摩的需求。目前，盲人按摩已成为我国医疗、康复、保健按摩的主力军，并在从业人数和技术水平方面都处于世界领先地位。我国也成为世界上盲人从事按摩工作人数最多，教育最系统，政府最重视，政策最优惠的国家。

中国盲人按摩事业从星星之火一步步发展壮大，走过了55个春秋，如今已颇具规模。55年来，中国盲人按摩事业承载了太多的关爱与支持；55年来，中国盲人按摩事业经历风风雨雨，终于迎来辉煌。

21世纪，随着人们生活水平的提高，以及自我保健意识的增强，为按摩尤其是保健按摩提供了广阔的发展空间。按摩市场不断扩大，按摩岗位剧增，盲人按摩市场出现了供不应求的大好局面。

与此同时，急速发展的按摩市场也给盲人按摩人员带来极大的挑战和竞争。盲人按摩人员要想在激烈的竞争中求生存、求发展，必须努力学习新知识、新技术，接受新事物，不断提高自身综合素质。只有这样，才能与时俱进，适应社会发展，满足社会需求，永处不败之地；才能促进我国盲人按摩事业健康平稳地持续发展。

第二节 综合素质培养的重要性

一、有利于规范按摩师的职业行为

按摩师职业修养不仅能够教育、感化按摩师，塑造按摩师的思想道德品质，提高按摩师的职业素养，规范按摩师的职业行为，还可以进一步促进按摩师严格自律，加强学习，不断进取。

二、有利于提高按摩服务质量

按摩质量的高低，不仅仅取决于按摩师手法的灵活、力度的均匀等技术方面的因素，还取决于按摩师的自身魅力，服务过程中的态度、沟通能力等诸多因素。如果不善于交流，或者服务态度不好，一个手法再好的按摩师也可能不被宾客所接受。按摩师职业修养注重的是按摩师思想道德水准、人际交往能力、宾客心理分析等多方面素质的同步提高，这将有利于按摩服务质量的整体提高。

三、有利于促进按摩行业的整体发展

对盲人按摩师进行综合素质培养旨在向按摩专职人员提供统一的、科学的、可行的职业道德规范，指导和约束整个按摩行业恪守高尚的职业道德，并自觉抵制与之相违背的不良行为，进而激发按摩师的敬业精神、协作精神和奉献精神，对按摩行业实践具有理论指导作用，并将进一步推动人类健康事业的发展。

四、有利于促进全社会的职业道德建设和精神文明建设

按摩是众多行业之一。通过对盲人按摩师进行综合素质培养，不仅使按摩从业人员的整体素质得到提高，也为全社会树立一个职业道德建设的窗口和榜样。在其他行业的从业人员学习和效仿的同时，也会对整个社会的职业道德和精神文明建设产生辐射作用。

第三节　综合素质培养的主要内容

由于盲人按摩具有其独特的职业特点，因此与其他职业既有共性又有特殊性。

一、盲人按摩的特点

（一）专业性强

按摩分为医疗按摩和保健按摩两大类。医疗按摩属医疗性质，其服务对象是患者。保健按摩属社会服务性质，它的服务对象是宾客。与医疗按摩不同，保健按摩没有医

疗活动权利（如不能扳动颈椎、胸椎和腰椎等）。

按摩师以医疗、保健为目的，直接涉及人身健康，专业知识的深浅和技艺的高低会直接影响到服务质量。如果基本技能不扎实，手法掌握不准确，不但不能达到治疗和保健的目的，还可能发生意外事故。

（二）脑力劳动和体力劳动高度结合

按摩是一项体力劳动和脑力劳动高度结合的服务性工作，这就要求按摩师不仅要有强壮的体魄，还要具备较强的观察、交流、判断能力。

（三）服务对象多样化

按摩师的服务对象可能来自不同的地区，年龄、性别不同，民族不同，职业不同，个人喜好、宗教信仰各异，身体素质和文化素质不同。按摩师必须应对不同的宾客，并提供与之相适应的服务。

二、综合素质培养的主要内容

鉴于盲人按摩的以上特点，作为一名合格的按摩师不仅要学习掌握本职业的专业知识和技能，还应不断学习、掌握与其相关的科学、文化、社会乃至天文地理知识。这样才能做好本职工作，满足不同宾客（患者）的需求。

按摩师综合素质培养主要包括：职业道德修养、礼仪礼节培养、文化艺术培养、法律法规培养、人际交往培养、职业规范培养和心理学相关知识培养等，以期全面提高盲人按摩师的综合素质。

第二章　按摩师的职业道德

第一节　职业道德概述

一、道德的含义

“道德”这个词，大家都不陌生。道德这一社会现象，几乎时时刻刻都伴随在人们的身边。那么，什么是道德呢?

马克思主义伦理学认为，道德作为一个社会范畴，属于上层建筑和意识形态，是一种特定的社会现象，即所谓道德现象。我们今天所讲的道德，是指人类社会生活中所特有的，由经济关系所决定的，以善恶为评价标准，依靠社会舆论、传统习惯和内心信念来维持，调整人们行为规范的总和。

人生活在社会中，不可避免地要与他人发生关系。有关系，就需要调整，因此简单地说，道德就是调整人与人之间以及个人与社会之间关系的一种特殊的行为准则和规范的总和。道德在调整人们行为时，通过社会舆论、传统习惯和内心信念发挥作用，以善与恶为评价标准。

二、职业道德的含义及特点

职业道德是指与人们的职业活动紧密联系的、具有自身职业特征的道德活动、意识和规范，是社会道德在职业生活中的具体化。职业道德既是对本职业人员在职业活动中行为的要求，同时又是该职业对社会所承担的道德责任与义务。

虽然各行各业有各自不同的职业道德，但它们之间也具有共同的特点，具体说来，职业道德的一般特点主要表现为：

（一）在内容方面，具有很强的职业性

职业道德总是鲜明地表达该职业的义务、责任以及行为上的道德准则。职业道德着重反映职业特殊的利益要求，这种要求不是在一般的社会实践意义上形成的，而是在特定的职业实践基础上形成的，具有很强的职业性。

（二）在形式方面，带有很强的实践性和一定的强制性

各种职业对从业人员的道德要求，总是从本职业的活动和交往的内容和方式出发，并适应本职业活动的客观环境和具体条件。因此，它不仅是原则性的规定，而且还是比较具体的。在表达上，往往采用诸如制度、章程、守则、公约、誓言、保证、条例等简洁明了的形式。这样容易使从业人员接受和实行，使从业人员形成本职业所要求的道德习惯。

（三）在效果方面，具有很强的从属性、连续性和稳定性

在阶级社会里，职业道德始终是在阶级道德或社会道

德的制约和影响下存在和发展的，具有很强的从属性。职业道德由于与各种职业要求和职业生活相结合，具有较强的连续性，因此形成了比较稳定的职业心理和职业习惯。

三、加强职业道德修养的意义

职业道德修养是指人们在自己所担当的职业角色和所从事的职业行为中，在道德意识和道德品质方面，根据一定的道德原则和规范，进行自我修炼、自我改造和自我提高，以形成相应的道德情操，达到一定的道德境界的道德实践活动。在社会主义市场经济条件下，加强职业道德修养，具有极为重要的意义：

（一）有利于完善社会主义职业道德规范体系、加强精神文明建设

现阶段，就业不仅意味着有了一个被社会承认的正式身份，而且还意味着掌握了以此获得收入的主要谋生手段。所以，在主观上“干活吃饭，赚钱养家”成为多数人就业的主要动机，客观上这也是职业的一个基本事实和特征。

我国绝大多数从业者的职业态度是端正的，职业表现是优秀的。没有他们在各自岗位上恪尽职守、兢兢业业、默默无闻、艰苦奋斗的劳动和创造，我们就不可能取得改革开放以来如此巨大的成就。但我国职业道德的现状，依然存在不少令人担忧之处，如有些人职业道德意识薄弱，缺乏敬业精神、服务意识差、业务不求上进、行为不守职规、只求少干多挣、不讲服务质量；有的利用行业、职业之便，收受红包礼品，甚至贪污受贿；职业秩序也存在着

混乱现象，出现一些反社会、反道德的行业，如造假贩假、走私贩毒、卖淫设赌等趁机滋生或卷土重来。因此，职业道德的加强和改善将对改进整个社会道德，特别是社会公德的面貌，起到关键性的带动作用。防止和克服非职业道德现象，加强自身职业道德修养，不仅有利于完善社会主义职业道德规范体系，推动社会生产力的发展，而且还能促进社会主义经济的繁荣，提高整个社会的道德水平。

(二) 有利于提高劳动者职业道德品质，达到崇高道德境界

加强职业道德修养，劳动者可以在职业活动实践中不断地改造自己、提高自己、更新自己、完善自己，形成良好的职业道德品质，完善职业人格，达到崇高的道德境界。目前人们的职业道德水平存在着较大差异，职业道德境界大致可分为献身型、尽职型和雇佣型 3 种。

1. 献身型

献身型是最高层次的职业道德境界。劳动者把个人的一切融于祖国和人民的事业之中，以献身的精神做好本职工作，为祖国的繁荣富强、人民的幸福安康，奉献出自己的一切。劳动者实践了自己的社会承诺："辛苦我一个，方便千万家"、"热心办民事，温暖送到家"。不怕苦、不怕累，干一行、爱一行，工作精益求精，苦干实干巧干，创造一流工作水平，在平凡的岗位上创造出不平凡的业绩。

2. 尽职型

尽职型是中层次的职业道德境界。这种类型的劳动者

对自己所从事的工作尽职尽责，积极劳动，努力工作。在处理个人、集体与国家之间的关系时，能够“先公后私”、“先人后己”，把社会和集体利益放在首位，必要时能牺牲个人利益，维护他人和社会利益。这类人在广大职工中占绝大多数。

3. 雇佣型

雇佣型是低层次的职业道德境界。这一类型的劳动者自私自利，以雇佣观点看待社会主义职业中个人、集体和社会的关系，他们职业行为的出发点和最终目的，就是为了满足个人的私欲。在职业活动中，他们“一切向钱看”，给多少钱干多少活，拜金主义充斥头脑。

作为劳动者，加强职业道德修养的目标应该是朝献身型职业道德境界努力，经过艰苦的自我磨练和自身修养，走出雇佣型职业道德境界低谷，最终实践和达到最完美的职业道德境界。

（三）有利于提高劳动者素质，培养合格人才

从人才学的观点来看，职业劳动者要成为合格人才，必须具备人才的五大要素，即德、才、学、识、体的统一。提高劳动者的职业道德修养是提高劳动者素质的重要组成部分。职业道德修养，是指人们在长期职业实践中形成的职业道德意识素质和职业道德行为素质的总和。职业道德修养包括职业道德认识的提高、职业道德情感的培养、职业道德意志的锻炼、职业道德信念的树立和职业道德行为习惯的养成5个方面。这5个方面是职业道德修养的基本内容，它们之间互相联系、互相促进、互相制约，形成了人们职业道德修养的统一过程，构建了劳动者职业

道德修养的系统工程。

要达到社会主义职业道德修养的目的，只有把思想理论学习与科学文化学习结合起来，才能不断提高职业道德认识，养成坚强的职业道德意志。在职业实践中，应该把职业道德认识、意志以及情感、信念等这些主观意识形态的东西，上升为职业道德行为习惯，并贯穿和体现在自己的全部职业活动之中，这样才能使自己成为社会主义现代化建设的合格人才。

第二节　按摩师职业守则

按摩师是为人类健康事业服务的天使，是一份高尚、光荣的职业。按摩师要成为名符其实的新型劳动者，必须努力学习，认真钻研业务技术，不断提高自己的职业道德修养，通过严格的培训与锻炼，形成与本职工作相适应的职业道德素养，做一名文明的职业劳动者。按摩师的职业道德，是指按摩师在从事按摩工作过程中应遵循的与按摩职业相适应的行为规范。它体现了按摩师与宾客、按摩师与职业、按摩师之间、按摩师自身以及同行业之间的关系。具体规范体现在6个方面：

一、遵纪守法

遵守法律是按摩行业健康发展的保证，是按摩师职业道德的重要内容。按摩师应遵守国家卫生、劳动、工商、公安、税务等方面的有关法律、法规和本行业的管理规定，并依法维护自己正当的工作权益，合法执业，文明服务，坚决抵制一切不道德的职业行为。按摩师应熟读并遵守《劳动法》、《公共场所卫生管理条例》、《治安管理处罚条例》。

二、文明服务

(一) 文明的含义

文明是指人类在改造客观世界和主观世界的实践活动中所创造的成果的总和，是人类社会进步和人类开化状态的标准，它包括物质文明、精神文明和政治文明3个方面。

1. 物质文明

物质文明指人类在改造自然的过程中产生的物质成果，它表现为人类物质生产的进步和物质生活的改善。

2. 精神文明

精神文明指人类在改造自然和社会过程中所取得的精神成果的总和，它体现了人类精神生产和精神生活的发展水平。

3. 政治文明

政治文明指人类社会政治生活的进步状态，是人类在政治实践活动中形成的文明成果，包括政治思想、政治文化、政治传统、政治结构、政治活动和政治制度等方面的有益成果。政治文明的核心内容是民主发展的积极成果。

3个文明既相对独立，又相互作用、相互贯通、相互渗透。物质文明为精神文明、政治文明提供物质基础，物质文明程度的提高可以推动政治制度的变革和思想道德及科学文化水平的提高；政治文明决定精神文明的性质和物质文明发展的方向，进而推动物质文明和精神文明的进程；精神文明可以为物质文明、政治文明提供思想引导、精神动力和智力支持。只有把3个文明作为三位一体的目标，才能在实际工作中促进3个文明协调发展。

(二) 坚持文明服务

坚持文明服务要求按摩师在牢固树立全心全意为人类健康事业服务思想的基础上，遵守工作纪律和各项规章制度，营造热情服务、礼貌待人、优质高效的工作氛围，做到让患者与宾客满意。由此可见，文明服务的内涵很广，包括按摩人员自身应该具备的基本素质、文明服务用语、与患者和宾客的沟通技巧以及其他的服务要求等，将在后面的章节一一阐述。

按摩师的文明修养程度，直接影响着按摩工作的服务质量。所以各级按摩师应全力提高服务水平，以文明、优质的服务，树立行业的良好形象。文明服务具体包括：

1. 尊重宾客，一视同仁

尊重宾客的人格与权利，对待客人不分民族、性别、职业、地位，都应一视同仁。

2. 热情服务，有问必答

为患者、宾客服务应积极主动，把他们当亲人对待，做到尽心尽责、有问必答、热情服务。

3. 语言文明，举止端庄

必须使用“请”、“您”、“对不起”、“谢谢配合”等文明用语，禁止行业忌语。穿戴整洁，礼貌待人。

4. 服务至上，真诚奉献

不断提高服务水平，拓展服务领域。

（三）抵制不健康按摩

文明习惯的养成是对按摩师的基本要求，也是对按摩师从事按摩医疗与保健工作最基本的要求。此外，广大按摩师在文明习惯养成的同时，还应坚决抵制不健康按摩。

所谓不健康按摩，既指不经过专业培训就上岗，可能给患者与宾客带来不健康、造成不良影响的按摩，又指借按摩之名，从事色情等非法活动。不健康按摩，既妨碍了按摩市场的正规有序发展，又严重扰乱了正常生活秩序和社会治安，应予以坚决抵制。

按摩师们应该全面认识自身行为，积极倡导文明新风，抵制不文明、不健康、不道德的行为。同时，对不健康按摩要敢于抵制、敢于批评、敢于纠正。营造“文明光荣，不文明可耻”的社会氛围，让不文明行为无立足之地。

三、爱岗敬业

爱岗敬业是对包括按摩师在内所有从业人员的基本要求，它要求从业人员热爱自己的工作岗位，尊敬自己的职业，尽职尽责地完成本职工作。

（一）热爱本职

人们如何看待自己所从事的职业和岗位，在职业活动中如何把职责、职权和利益关系统一起来，这是职业道德观念的核心。如果人们只看重职权和利益的关系，那么就不会有爱岗敬业、尽职尽责的精神，就只会看重自己的利益和经济收入，而不是工作本身的价值。社会主义敬业精神的归依，就是对人民群众主人翁地位的认同。在社会主义国家，各行各业都是为人民服务，每个从业人员都是人民的一员；职业分工是平等的，没有高低贵贱之分，也不存在根本的利害冲突，职业分工的根本意义在于通过有组织的分工，共同完成社会主义的大业。所以，爱岗敬业是主人翁意识和为人民服务意识在从业人员职业道德观念上的体现。

岗位无贵贱之分，职业无尊卑之别，每个岗位都需要人去坚守，每个职业都需要人去从事。在社会这个有机体中，缺少哪一部分，哪行哪业出了毛病，都会影响整个社会的良性运转。从这个意义上讲，各行各业对社会的进步和发展，都具有同等重要的价值，都具有同等重要的地位。按摩师这一职业也是如此，按摩师是一份光荣的职业，但同时又和其他所有职业一样，是一份普通而平凡的职业。

爱岗敬业是做好本职工作的前提和条件。只有热心按摩工作，崇敬这份增进人类健康的职业，才能在工作中找到乐趣，找到努力工作的动力，并在此工作岗位上干出成绩。不热爱本职工作，甚至自己都瞧不起按摩这份职业，自然不可能有所建树。不仅如此，还可能因个人情绪造成工作的差错，从而影响整个单位，甚至整个行业的形象。因此，按摩师应注意培养自己的职业兴趣，这对于发挥职业潜能、提高工作效率都大有裨益。

一个爱岗敬业的人，一个具有主人翁意识和为人民服务意识的人，会把平凡的工作当成为人民服务的伟大事业去做，也就会做出显著的成绩。工作平凡并不可怕，可怕的是自轻自贱，没有自尊、自爱、自强。“敬”的根据是

“爱”，由“爱”而“敬”。爱祖国、爱人民、爱自己，才会有爱岗敬业的精神。按摩是为人类健康事业服务的行业，是光荣的职业。按摩师应该充分了解本职工作，树立热爱本职工作、努力为患者、宾客服务的思想。

（二）尽职尽责

尽职尽责就是能够把自己职责范围内的工作做好，完成自己所承担的任务。爱岗敬业与尽职尽责的关系是条件和结果的关系。只有爱岗敬业，才能尽职尽责，爱岗敬业是尽责尽职的前提和基础，尽职尽责是爱岗敬业的体现和结果。不爱岗敬业，就谈不上尽职尽责；不尽职尽责，爱岗敬业就只能是一句空话。尽职尽责的关键和核心是一个“尽”字。所谓“尽”，就是以最大的热情、最大的努力去排除工作中的艰难险阻，从而出色地完成自己的工作任务。尽职尽责，也就是忠于职守，即忠于人民的事业，以崇高的使命感和责任感做好本职工作。

与尽职尽责、忠于职守的工作精神相反的是敷衍塞责、玩忽职守。敷衍塞责、玩忽职守的表现形式是多种多样的，譬如按摩过程中不认真，马马虎虎，对患者、宾客应付了事，在按摩过程中心不在焉，甚至因疏忽导致安全事故。这种工作态度，与职业道德规范的要求是不相符的，对社会、对按摩师自身也是十分有害的。

同时，敬业是一种积极向上的人生态度，而兢兢业业做好本职工作是敬业精神最基本的要求。有人说，伟大的科学工作很重要，容易调动敬业精神；而一些普普通通的工作，想敬业也敬不起来。事实并非如此。在这些人眼里，房屋维修和公共汽车售票员是再普通、再平凡不过的工作了，但徐虎、李素丽同志非但没有看不起这份工作，还充分发扬敬业精神，在平凡的岗位上做出了不平凡的贡献。只要有敬业精神，任何平凡的工作都可以干出成绩。要做到敬业，就要有“三心”，即耐心、恒心和决心。任何事情都不是一蹴而就的，不可只凭一时的热情、三分钟的热度来工作，也不能在情绪低落时就马马虎虎、应付了事。特别是在平凡的岗位上要做到长期爱岗敬业，更需要坚忍不拔的毅力。

敬重自己的职业，就要将工作当成自己的事，将患者、宾客当做自己的亲人，专心致力于本职工作，千方百计将工作做好。要始终弘扬忠于职守、尽职尽责、认真负责、一丝不苟、善始善终等职业道德风尚，这是爱岗敬业的保证。

四、精益求精

一个合格的按摩师，仅有敬业精神还不够，还必须努力学习和掌握各种知识，熟悉各类按摩手法和套路，钻研医学相关理论知识，掌握过硬的服务本领。只有这样，才能做好本职工作。

（一）做行家里手

有了好的思想，还要有好的技术，两者相辅相成才能把为人类健康服务的宗旨落到实处，才谈得上尽职尽责。在现代社会，劳动分工越来越细，技术含量日益增加，这对劳动者的业务水平、技术素质、工作能力等都提出了更高的要求。一个自认为敬业的劳动者若没有精湛的本领，就很难说他是真正敬业的。爱岗敬业必须落实到行动上，在岗位上成才，在本职工作中建功立业。每个岗位既是特殊的，又是普通的，每个劳动者都应当在本职工作中发光发热，竭力发挥本职工作的最大功效。

《庄子·养生主》中庖丁不仅迅速、快捷地分解了牛，而且在解牛过程中，动做出神入化，技术精湛绝伦。文惠王夸他好手艺，他却答道："臣之所好者，道也，进乎技矣。"对庖丁而言，他早已由技入道，将解牛的职业劳动变成了艺术创造和生命享受。由此可知：要做好本职工作，必须认识和掌握客观规律，必须刻苦钻研并长期实践。各行各业，都是一门学问，都有学不完的知识和技能。一个优秀的按摩师，不仅要了解和掌握本职工作的基本性质、业务内容和工作技巧，而且要更上一层楼，由会、熟到精通，最终掌握绝活，成为本职工作的行家里手。

（二）追求零缺陷

以精益求精的态度工作，就是要在实践中努力追求零缺陷。缺陷，是指不满足预期的目标；零缺陷，则指完全满足预期的目标。对于产品，零缺陷是在一个无次品、废品的良好生产过程中实现的，它是合理用材、精湛工艺和完美设计相结合的产物。因此，生产性职业劳动中的零缺陷不是孤立、单个的行为结果，而是一个企业科学管理、各工序通力合作的结果。零缺陷产品体现了企业的实力和水平、企业员工的风貌和素质。对于服务，零缺陷是一个自始至终提供优质服务的过程。与产品的零缺陷相比，服务的零缺陷更多是靠工作人员个人创造的。一个优秀的按摩师可以独立地实现无可挑剔的零缺陷服务，从专业的按摩，到服务态度、言语，再到对患者、宾客心理的把握等，都能达到预期的目标。当然，长久、持续的零缺陷服务还是离不开群体的因素，如按摩环境的布置、茶水的准备、相关服务设施的配套及其他人员的工作质量保证等。

零缺陷不等于合格，合格只是满足规定的最低要求。各种工作规定不仅深度不同，而且未必能直接反映劳动者饱满的精神状态。零缺陷的标准则远远高于此。当然，首先必须做到合格，才能上升到零缺陷。按摩师应树立强烈的学习愿望，认真钻研业务技术，提高按摩专业知识和技能，把所学到的知识和技能，运用于工作实践中，不断改进操作技能，提高服务质量。在按摩过程中首先应努力做到符合国家技术标准、安全标准和卫生标准，做到行为举止合乎规范。然后，进一步发挥自己的潜能，向行业最高要求看齐，追求零缺陷的目标。

世界上没有没出息的职业，只有没出息的懒汉。只要真心爱岗敬业，精益求精，就不会荒废事业。人的生命价值是通过一系列活动展开的，而一个正常的成年人又总是通过职业活动介入社会、充实生活的，因此职业活动就不再只是一种谋生手段。要拥有有意义的人生就不该虚度光阴、甘于平庸。在平凡岗位上也应该尽本分、守职责，以精湛的技术、诚实的劳动获得社会和他人的肯定。

五、团结协作

（一）团结协作，互助友爱

团结协作、互助友爱是社会主义新型的人际关系，也是调节人与人之间关系的行为准则。每个从业人员在职业活动中，必须顾全大局、共同前进，通力协作、相互支持，相互尊重、平等互助，谦虚大度、严于律己。

1. 顾全大局，共同前进

顾全大局、共同前进是指在从业过程中处处以全局利益为重，局部利益或个人利益服从全局利益。需要树立全局观念，正确处理各种利益关系。要识大体，顾大局，要服从统一指挥，克服只顾个人或本单位的个人主义或本位主义思想。

2. 通力协作，互相支持

通力协作、互相支持是指工作中和同事要密切配合、互相支持，这是团结互助、共同前进的核心和主要表现。通力协作、互相支持，体现了社会主义各个职业部门和广大职工之间的密切关系。虽然社会主义各行各业、每个职工都有各自的职业生活目标和相对独立的物质利益，但是，其奋斗的方向和根本利益都是一致的，都是为了社会主义现代化建设事业。社会主义企业之间必须相互协作、互相支持。这种协作关系包括本职业团体内部，也包括团体与团体之间、地区与地区之间的协作。

3. 相互尊重，平等互助

相互尊重、平等互助是团结协作的基础，它包括尊重他人的人格、他人的成果、他人的意见。作为国家的主人，都是同志和朋友，在人格上、社会地位上是平等的，因此要相互尊重、平等互助，不能以势压人，以尊者自居。如果在职业活动中惟我独尊，居高临下，是得不到他人的尊重和帮助的。

4. 谦虚大度，严于律己

不骄傲自满，同时严格要求和规范自己的行为，善于发现自己的不足，努力克服自己的缺点，这样才能团结同志，继续前进。否则，狂妄自大，目中无人，即使长处再多，水平再高，也会引起别人的反感，影响团结协作。

（二）反对3种错误倾向

要做到团结协作、互助友爱，必须反对3种错误倾向：

1. 要树立正确的竞争意识，反对损人利己

竞争是国际大潮流，也是激发职工创造力、调动每个从业人员积极性的有效措施。社会主义社会的竞争，是一种手段，而不是目的。社会主义社会的竞争应该是公平竞争，因此应努力提高职业道德素质，树立正确的竞争意识，反对采用与社会主义职业道德规范要求背道而驰的不正当手段进行竞争。

2. 要团结互助，反对“哥们儿义气”

团结互助与“哥们儿义气”有着本质区别。团结互助，是以坚持集体主义为前提，是以实现社会主义现代化为目标，是讲原则、讲是非的，是谋求人民利益上的团结互助，而“哥们儿义气”则不讲原则，不分是非，因此必须予以反对。

3. 要共同前进，反对嫉妒心理

嫉妒心理是一种狭隘自私的心理，是虚荣心在作怪。这种心理只会害人害己。要共同前进，就不要嫉恨别人的进步，不要害怕别人和自己一起提高，更不允许嫉妒别人超过自己。生活就是辩证法，付出多少，就会得到多少。

只有艰辛地付出，才会有丰硕的回报。嫉恨别人的进步，不仅不能使自己得到提高，反而会产生阴暗心理，形成不健康人格。

六、热爱集体

“人心齐，泰山移”；“独木难成林”；“一根筷子易折断，十双筷子抱成团”……这些俗语，说的都是团结的力量。在按摩师从业过程中，按摩不可能脱离其他服务独立存在，它涉及安全、环境、卫生等各个方面，只有各方面协调统一，按摩师与同事、领导团结协作，才可能创造出最佳的服务条件，为宾客提供最好的按摩服务，达到最佳的治疗和放松效果。因而热爱集体，也是按摩师职业道德的重要内容。

（一）个人

在社会生活中，个人是指处于一定社会关系之中具有不同的社会地位、才能和作用的个体。

不同的个人在生活工作中起的作用并不一样，作用也有大小之分。普通个人在历史上的作用虽然较小，但决不能忽视。他们对社会发展做出的或大或小的贡献，在整个社会发展中起着多方面的作用。具体表现为3个方面：

1. 普通人可以干出大事业

农民王红刚曾是建筑工人，10年前他用200元买了一筐扁豆种子。现在，他的扁豆生意做到上亿元，几乎掌控了整个上海的扁豆生意，被称为“大上海的扁豆大王”。吴莹曾是下岗工人，2004年她靠做蓝印花布的传统工艺服装创业，2008年她拿到了奥运会的订单。在武汉靠卖

“臭干子”创业的雷波，他的“环保型臭豆腐干”现在日销售额达到2吨，甚至进入了武汉市的酒吧。

2. 普通人成为造就历史的杰出人物

在汉民族的历史上，每当面临异族入侵时，总会出现像“精忠报国”的岳飞、“天地有正气”的文天祥这样的民族英雄。清朝末年，为适应资产阶级民主主义革命的需要，产生了民主革命的伟大先行者孙中山。其后，昔日的放牛娃、煤黑子、陶工、店员……在革命斗争中成长为将军，成为时代的精英。

3. 普通人在现代高科技发展社会中创造奇迹

史蒂夫·乔布斯创办苹果电脑，苹果I和苹果II的出现带动了全球个人电脑普及应用的浪潮，并促使IBM PC于1981年面世。随后又有很多个人的发明创造，引领我们进入到由网络、数码、基因工程等为主导的新科技时代。

由此可见，个人对于社会的进步、发展，有着不容忽视的作用。

（二）集体

集体是以一定社会关系，如利益关系、分工合作关系等为纽带的个人联合体。

集体有什么样的特性呢？首先是整体性，集体是通过个体之间相互联系的整体而起作用的。其次是有序性，任何一个整体都是有秩序的，而不是杂乱无章的，这样才能保持整体的稳定。若一个企业对员工管理松散，员工可以自由离岗，或者工作起来自由散漫，很难想象这样的企业能够持续下去。最后是集体的效应要大于各部分总和的特性，个人之所以要组成一个集体，是因为集体有个人达不到的功能，个人的本事再大，毕竟是有限的，个人只有融于集体之中，才能发挥巨大作用。

（三）个人与集体的关系

人们生活在社会这样一个大集体中，正确认识集体和个人以及它们的关系，是立足社会的关键。

集体与个人是相互联系的，它们之间实质就是互相依赖、互为共存的关系。集体离开个人就不能称为集体，个人离开集体也不可能发挥巨大作用。总的来说，凡是真实的个人，都必定与他人结成一定的群体或集体，生存于某个社会性的群体或集体之中，如家庭、种族、民族、国家、各种社会分工系统及文化圈等。完全置身于一切群体或集体之外的个人即抽象的“个人”，是根本不存在的。

个体是集体之中最主要的元素，它的独立性会反作用于集体。如果我们片面强调集体利益高于一切，而抹煞个人利益，只会适得其反，影响集体发展。如果把每个人的主观积极性充分调动起来，领导就无须多操心，集体也会蓬勃发展。

在竞争如此激烈的年代，按摩师也和其他组织中的每个成员一样，若想把工作做好，获得成功，就要想方设法尽快融入到集体中去，了解并熟悉这个集体的文化和规章制度，接受并认同这个集体的价值观念，在集体中找到自己的位置并履行自己的职责。

第三节　按摩师人生观与价值观

一、人生观的含义

（一）人生

人生就是人的生命历程。从生物学角度看，它是指人的整个生命活动过程，这一过程一般要经历几十年甚至上百年。人要生存繁衍就必须进行生产以获取生活资料，在生产过程中就必然结成人与自然、人与人的关系，也必然经历认识和改造自然、认识和改造社会、认识和改造自身的社会生活过程。因此，人生实际上也是人的社会生活历程。

（二）人生观

人生观就是人们对人生的根本看法和态度。它回答的是人为什么活着，人怎样活着才有意义等人生的根本问题。因此也可以说，人生观是人们对人生目的、意义的根本看法和态度。

人们在改造自然、改造社会、改造自身的社会生活中，必然会遇到各种各样的问题，如人和自然的关系、人和社会的关系、物质生活和精神生活的关系、现实生活与理想生活的关系、工作与学习的关系、友谊与爱情的关系、婚姻与家庭的关系、公与私的关系、自由与纪律的关系、奉献与索取的关系、权利与义务的关系、荣誉与耻辱的关系、苦与乐的关系、生与死的关系等。人们在认识和处理这些问题过程中，会逐渐集中思考人生的这些根本问题，形成相应的人生观。

（三）人生观的内容

人生观包括3个方面的内容：第一，人生目的，即回答人为什么活着，生活的目的是什么；第二，人生价值，即回答怎样的人生才有意义和价值；第三，人生态度，即回答应该怎样做人，应该怎样对待自己以及别的人和事等问题。这3个方面的内容是相互联系、相互作用的，其中人生目的是人生观的核心。有什么样的人生目的，就有什么样的人生价值观和人生态度；人生价值观和人生态度对人生目的也有一定的影响。

二、价值观的含义

（一）价值观

在现实生活中，同样的事物对有的人有价值，对有的人则没有价值；对有的人价值大，对有的人价值小。人们在认识了事物及其属性的基础上，从自身需要出发，确定各种事物是否有价值及其价值大小，从而确定自己活动的价值取向。总之，人们对客观事物有无价值或价值大小的根本观点和评价标准就叫价值观。

价值观本身有自觉与盲目、真实与虚幻、先进与落后、正确与错误等性质和程度上的差别。一般说来，价值观包括政治型、事业型、享乐型和名利型等。人们总是尽可能按照自己的价值观去生活，有什么样的价值观就有什么样的精神面貌和行为取向。每一个时代都有其主导的价值观，因此要努力树立符合时代要求和社会主导的价值观。

（二）价值观的导向作用

价值观对人们认识世界和改造世界具有导向作用。从认识活动看，只有某一事物对人有积极意义，即有价值时人们才会去认识它；从改造活动看，改造什么事物与不改造什么事物，要看这一改造活动对人是否有积极作用、是否有价值。总之，人们认识什么与不认识什么，做什么与不做什么，是按照是否有价值来确定的。人们正是在一定价值观的指导下，确定自己具体的认识和改造活动应当指向什么。

价值观对人生选择、人生道路同样具有重要的导向作用。价值观的第一个导向作用是人对外部事物的认识和改造，即认识和改造客观世界，而另一个导向作用则是人对自己的认识和改造，即认识和改造主观世界。一个人选择什么样的人生道路意味着他认为选择这样的道路是有价值的，有积极意义的。

三、树立为人类健康事业服务的人生观

“为人民服务”的人生观是在马克思主义的理论基础上建立起来的。毛泽东思想、邓小平理论是马列主义与中国社会主义革命和建设具体实践相结合的产物，它们明确而又深刻地阐述了“为人民服务”的思想，符合人类社会发展的客观规律，是人类历史上最进步、最科学的人生观，为无产阶级人生观做出了重大贡献。

“为人民服务”是每个人都应该树立的最崇高的人生观。对于按摩师而言，“为人民服务”则具体体现在为人类健康事业服务上。按摩作为一份健康事业，是崇高的事

业。按摩师在从业过程中，要树立正确的人生观，怀着献身人类健康事业的高尚情操，为致力于提供高品质的医疗、保健服务而努力奋斗。

四、抵制和反对不正确的人生观

许多按摩师树立了为人类健康事业服务的人生观，但也有人经受不住外来的诱惑，不同程度地出现了一些错误的、消极的人生观，这是应该坚决抵制的。

（一）拜金主义

“一切向钱看”是拜金主义人生观的表现。坚持“拜金主义”，一切活动就会以追求个人或小集体的利益为目的，而丝毫不顾及其他，把金钱、财产的增值作为生活的唯一动力，作为人生追求的唯一目标。

（二）享乐主义

贪图享乐，不思贡献是享乐主义人生观的表现。奉行享乐主义人生观的人们认为“人活在世，吃穿二字”，活着就是为了吃得好、穿得好、玩得好，尽情享受口腹耳目的快乐。在享乐主义人生观的支配下，有的人精神空虚，花钱如流水，还有人为满足自己的“享乐”，走上违法犯罪的道路，陷入了痛苦甚至罪恶的深渊。

（三）个人主义

“一事当前，先替自己打算”是个人主义人生观的表现。个人主义同利己主义没有本质区别，它把追求个人感情欲望的满足当作最大的幸福。

对于按摩职业而言，拜金主义会导致“一切向钱看”，而忽视按摩质量；享乐主义会导致甘于现状，不思进取；

个人主义则与服务观念完全对立，应该坚决抵制和反对。

五、人生的价值在于奉献

一个人的价值并不取决于他的聪明才智，而在于他是否自觉地、毫无保留地为社会贡献他的力量。历史是由人创造的，如果一个人仅仅为了满足自己的私欲奔忙，那么他对社会的进步将毫无作用。只有献身于人类健康的事业中，实现了由内在价值向外在价值的转化，作为按摩师的人生才是最有价值的。

人生价值是自我价值与社会价值的统一。进入按摩行业，就要在从业过程中奉献自己的汗水和热情，在工作中实现自身的价值，在为人类健康服务的过程中感受奉献的快乐。对于更多的有视力障碍的按摩师而言，通过按摩这项职业，在为他人、为社会贡献自己力量的同时，也实现了人生的自我价值和社会价值。

第三章　按摩师的礼仪礼节

随着社会的飞速发展，各行各业对礼仪礼节也越来越重视，要求也越来越高。好的礼仪礼节不仅展示行为美，还能体现职业风貌。礼仪礼节，在个人的求职、工作、晋升和社交中有着举足轻重的作用。好的礼仪礼节并不仅是指衣着，还包括仪表容貌、言行举止及礼节礼貌等各个方面。人无礼不立，事无礼不成，国无礼不宁。

第一节　按摩师仪容仪表修养

一、头发修饰

（一）干净整洁

自觉地做好头发的日常护理，勤洗勤理，使之干净整洁，做到无异味、无异物、梳理整齐。

（二）长短适中

一个人头发的长短，从礼仪和审美的角度看，受到若干因素的制约，不能一味地讲究自由、个性而不讲规范。在工作中，要求按摩师的前发不超过眉毛，后发不过肩，以齐耳垂下沿为好；发长过肩者须用发网束于脑后。

（三）发型得体

选择发型除了要适当兼顾个人偏好之外，最重要的是要考虑个人条件和所处场合。

在社会生活中，人们的职业不同，身份不同，工作环境不同，发型要求也有所不同。一般来说，在社交场合，发型可以个性、时尚、艺术一些。按摩师在工作场合，发型则应当传统、庄重、保守一些。

（四）美发自然

人们在修饰头发时，往往会有意识地运用某些技术手段对其进行美化，也就是美发。美发要求美观、大方、自然，不宜过分雕琢，不合时宜。

二、眼、耳修饰

眼睛，是人际交往中被他人注视最多的地方。为了给宾客留下美好的印象，按摩师在修饰面容时应特别注意对眼部的修饰。

（一）保洁

一是要及时清除眼睛的分泌物，二是如果眼睛患有传染病，应及时治疗，情况严重时应自觉请假医治。

（二）修眉

如果感到自己的眉形刻板或不雅观，可进行必要的修饰。

（三）眼镜

在工作场所，盲人按摩师为了美观可以佩戴墨镜，佩戴眼镜要安全、舒适、美观，并应随时保持清洁。

（四）耳朵

一是要注意卫生，及时清除耳垢；二是要注意修剪耳毛。

三、口鼻部的修饰和保养

口腔是发声部位，也是进食之所，应当细心照顾。首先要做到牙齿洁白，口内无异味。要达到这个要求，必须做好以下几点：①每天定时刷牙；②经常用爽口液、牙线、洗牙等方式保护牙齿；③在上班之前忌食气味刺鼻的东西，如酒、葱、蒜、韭菜、腐乳等；④要避免异响。口腔及其他相关部位发出的声音，如咳嗽、哈欠等都是不雅之声，统称为异响，在工作岗位上是不应该出现的。

鼻子的修饰首先是要保持鼻腔清洁；其次，在工作中，要注意检查鼻毛是否长出鼻孔之外，一旦出现这种情况，应及时进行修剪。

四、手的修饰和保养

在正常情况下，手是人际交往中使用最多的一个部位，而且其动作往往被赋予了各种各样的含义。按摩师在工作中用手的机会很多，手的修饰和保养有着更加重要的意义。

（一）勤洗

在日常生活中，手是接触他人和物体最多的部分，出于清洁、卫生、健康的考虑，更应当勤于洗涤和保护。对于主要以手开展工作的按摩师来说，洗手和护手就更重要了。

（二）修甲

指甲过长，不仅容易滋生细菌，不卫生，而且不方便，容易影响工作。因此，要及时修剪指甲，指甲的长度以不超过手指指尖为宜。指甲外形不美时，可进行适当的修饰，但不得涂彩色指甲油。

手被称为人体表露情感的“第二张面孔”。手比身体其他部位更能体现人们的年龄和职业特征。面部可以借助化妆、整容等手段掩盖瑕疵，而手部皮肤的缺陷就很难掩饰了。按摩师如果有一双洁净灵活的手，必定会给宾客留下良好的印象，进而增加宾客的信任度。要保持手部皮肤光洁秀美，关键是要做到勤洗手、勤涂霜、勤防护、勤按摩，常对手部皮肤进行护理和保养。

五、腿足部的修饰和保养

中国人看人的习惯是“远看头，近看脚，不远不近看中腰”。腿足部在近距离时常为他人所注视，在修饰容貌时不可忽视。修饰腿足部，应当注意以下几点：

在正式场合不允许光着脚穿鞋子，这样既不美观，又有可能被人误会。按摩师上班时应穿规定的工作鞋，并且要求做到清洁、舒适、方便、美观。

在日常生活中，应保持足部卫生，鞋子、袜子要勤洗勤换。不要穿残破有异味的袜子，必要时应随身带上备用袜子，以应不时之需。不要在他人面前脱下鞋子或是趿拉着鞋子，更不要脱下袜子抠脚。此类不良习惯，均有损个人形象。

第二节　按摩师的着装

一、按摩师着装的基本要求

（一）整洁

在任何情况下，按摩师的着装都要力求整洁，具体有三个方面的要求：首先是整齐，不允许又褶又皱；其次是完好，不应有破损；再次是干净，不应当又脏又臭，令人生厌。对于各类服装，都要勤于换洗，不允许存在明显的污渍、油迹、汗味与体臭。

（二）协调

正确的着装，应统筹考虑和精心搭配，各个部分不仅要“自成一体”，而且要相互呼应、配合，整体上达到协调和完美。具体要注意两个方面：一是要恪守服装本身约定俗成的搭配，例如穿西装时，应配皮鞋；二是要使服装各个部分相互适应，局部服从于整体，力求展现着装的整体之美、全局之美。

（三）文明

在日常生活里，不仅要做到会穿衣戴帽，而且要努力做到文明着装。着装的文明性，主要体现在着装文明大方，符合社会的道德传统和常规做法，忌穿过露、过透、过短和过紧的服装。

二、按摩师着装规范

按摩独特的艺术美是通过按摩师的形象来表现的，按摩师的思想品格、精神面貌、性格特征、仪表举止、言语服饰等都能引发患者、宾客的情感活动，对患者、宾客的治疗与康复起到一定的作用。因此，按摩师的着装要遵守着装规范，体现按摩师职业特有的艺术美。

按摩师工作服穿着要求合体，大小长短适宜；穿着舒适、方便，操作灵活自如；整洁，无污迹；腰带齐整，衣扣扣齐；内衣不外露。

由于按摩行业的特殊性，其工作服也有它的特殊性。职业服装必须达到“三统一”，即式样统一、面料统一和颜色统一。职业服装要充分体现行业的职业特点，做到严肃、庄重、美观、大方、合体。

按摩师的鞋要求穿着舒适，软底、坡跟或平跟，能防滑；干净整洁，颜色以黑、白色为主，能与整体装束协调。

三、按摩师饰物佩戴

按摩师在工作时有很多首饰是禁止佩戴的，如手镯、手链、手表、脚链等，因为饰物会给按摩服务工作带来不便，给宾客带来不信任感。

对盲人按摩师而言，最常见的饰物是领带、墨镜。

合适的领带对着装可以起到画龙点睛的作用，衬托出使用者的风采和韵味，具有强烈的装饰性。领带颜色的选用应与使用者的年龄、西装颜色协调统一，与使用者的体型、肤色匹配。

另外，为了美化容貌，盲人按摩师可以佩戴墨镜。好品质的墨镜可对盲人按摩师起到修饰面容、体现个性、美化形象的作用，因此切不可贪图便宜，随便购买地摊上的墨镜。

第三节 按摩师的化妆

化妆是修饰容貌的一种高级方法，是指按一定技巧用化妆品对自己进行修饰、装扮，以使自己容貌变得更加靓丽。

在人际交往中，进行适当的化妆是必要的。这既是自尊的表现，也意味着对交往对象的尊重。在一般情况下，女士对化妆更加重视。但化妆不只是女士的专利，男士也有必要进行适当的化妆。

一、化妆的原则

（一）美观

化妆意在使人变得更加美丽、庄重，因此，在化妆时要注意适度矫正、修饰得当。

（二）自然

化妆既要讲求美化、生动，更要讲求真实、自然。化妆的最高境界是“妆成有却无”，即自然而然，没有人工美化的痕迹。

（三）得体

化妆要讲究个性和注意场合。女按摩师在工作岗位上的化妆一定要清新淡雅。

（四）协调

高水平的化妆，强调的是其整体效果。所以，在化妆时，应尽量使妆容与服装、场合、身份协调，以体现自己的品位与气质。

二、简易化妆

按摩行业的工作性质决定了按摩师十分忙碌、辛苦，时间也显得格外紧张，因此，很多按摩师虽然想化妆，但因为化妆太费时，十分麻烦而不愿去做。其实，正是这种紧张的工作节奏、繁重的工作压力才更容易使按摩师显得精神疲乏，如果不加以保养和修饰，只会使容颜较早地苍老失色。所以，按摩师一方面要保持良好的心态，让自己充满活力；另一方面，还要注意平时的保养和修饰。盲人按摩师可以请求他人帮助自己化淡妆。

（一）妆前准备

简易化妆要准备几种适合自己肤质、气质并能与着装相匹配的化妆用品，例如润肤霜、粉底、胭脂、唇膏和眉笔等。

（二）化妆步骤

清洁面部→涂润肤霜→修眉毛→抹粉底→扑干粉→画眼影→画眼线→涂颊红→涂口红

（三）化妆的要点

（1）粉底颜色要接近肤色，薄施于整个面部。

（2）眼影颜色要简洁明快，1～2 种即可，看起来淡雅清爽。眼线要细一些、轻一些。

（3）腮红淡在似有似无中，如自然的血色。

（4）口红接近自然唇色。

三、皮肤的日常保养

皮肤健美是人的精神面貌和身体状况处于最佳状态的综合表现，也是充足的睡眠、合理的饮食、积极的锻炼等综合作用的结果。人们常说，世界上最漂亮的时装也比不上一身健美的皮肤。但是，即使天生有好的肌肤，如不善加爱护，肌肤也会失去光泽。因此，皮肤的日常保养十分重要。

（1）要保持良好的心态与充足的睡眠。这有助于人体正常的新陈代谢，可使肌肤富有光泽。

（2）要注意科学合理的饮食。多饮水，多吃新鲜蔬菜、水果，戒烟限酒。

（3）适当参加体育锻炼和户外运动，合理安排工作与休闲时间，每天保持适量运动，增强身体体质。

第四节　按摩师的举止礼仪

举止礼仪指人们的动作姿态和由动作姿态表现出来的内在素养。行为举止是心灵的外衣，一个人的举止得体与否，直接反映其内在素养，同时也直接影响着在他人心中的印象和评价。按摩师端庄、文雅、大方的举止能给人们留下温和、善良、仁爱的形象。

根据礼仪规范，举止礼仪主要包括站姿、蹲姿、坐姿、行姿、手姿。

一、站姿

站姿又称站相，指人在站立时呈现出的姿态，是人的最基本姿势，同时也是其他姿势的基础。通常来说，站姿是一种静态姿势。按摩师的站姿应该显示出其礼貌、稳重、端庄、挺拔和有教养的风采。

（一）按摩师的基本站姿

站立的基本姿势为：挺胸，收腹，目视前方，双手自然下垂，或相握于腹前，双腿及脚跟并拢而脚尖稍分开，保持身形挺拔、自然。

站立时，也可以将重心置于某一脚上，即一腿伸直，另一条腿略为前伸或弯曲；也可以双脚脚跟并拢，脚尖分开，张开的脚尖之间大致相距 10 厘米，其张角约为 45°，呈现“V”字形。

（二）不雅的站姿

1. 站立时全身不端正

站立时头歪、肩斜、臂曲、胸凹、腹凸、背弓、臀撅、膝屈，或双手插在口袋里，懒洋洋地倚靠在墙上或椅子上。

2. 双腿叉开过大

在他人面前双腿叉开过大或双腿交叉即别腿，都不美观。

3. 手脚随意乱动

有的人在站立时，双手下意识地做些小动作，如玩弄衣服，咬手指甲，用脚尖乱点乱划，双脚踢来踢去，蹦蹦跳跳，用脚去钩东西、蹭痒痒，脱下鞋子把脚

“解放”出来，或是半脱不脱，脚后跟一半在鞋里一半在鞋外等。

4. 表现自由散漫

站没站样，站立时随意扶、拉、倚、靠、趴、蹬、跨，显得无精打采，自由散漫。

二、蹲姿

下蹲的姿势，简称蹲姿，是指人处于静态立姿时的一种特殊姿势。多用于拾捡物品、帮助别人或照顾自己。例如，按摩师在患者、宾客面前需要捡拾地上某物或为患者、宾客奉茶时，弯腰、俯首、撅臀，显然不如采取蹲姿雅观。

蹲的基本方法有两种：一是单膝点地式，即下蹲后一腿弯曲，另一条腿膝盖点地；二是双腿高低式，即下蹲后双腿一高一低，互为倚靠。蹲的方位应在宾客一侧。

三、坐姿

坐姿，即人在就座之后呈现出的姿势。按摩师在为宾客提供足部按摩服务时，通常采取坐姿。

正确的坐姿，一般要兼顾角度、深浅、舒展 3 个方面：①角度，即坐定后上身与大腿、大腿与小腿形成的角度。这两个角度均有大小之分，坐姿因此不同。②深浅，即坐下时臀部与座位接触面积的多少。以此而论，坐有深坐、浅坐之别。按摩师在与患者、宾客交谈时，一般为浅坐；当坐着为患者、宾客按摩时，一般为深坐。③舒展，即入座前后手、腿、脚的舒张、活动程度。按摩师在入座时要充分考虑到手的伸展度，以便于工作时的手法操作。

此外，按摩师在入座时还要注意以下几点：

（一）注意顺序

如果与患者、宾客一起入座，落座时一定要讲究先后顺序，应请患者、宾客首先入座；同时就座，则更多地适用于平辈与亲友同事之间。无论如何，抢先就座都是失礼的表现。

（二）讲究方位

不论是从正面、侧面还是背面走向座位，都要求从左侧一方走向自己的座位，从左侧一方离开自己的座位，简称为“左进左出”。

（三）落座无声

在就座的整个过程中，不管是移动座位还是放下身体，都不应发出嘈杂的声音。不慌不忙，悄无声息。调整坐姿，同样也不宜出声。

四、行姿

行姿也称走姿，是指人在行走过程中形成的姿势。与其他姿势不同的是，行姿自始至终都处于动态之中，体现了人的动态之美和精神风貌。

从总体上讲，行姿属于人的全身性活动，但其重点在于行进中的脚步之上。因此，行姿有时也叫做步态。

对行姿总的要求是：轻松、矫健、优美、匀速。虽不一定非要做到古人所要求的“行如风”，至少也要做到不慌不忙，稳重大方。

(一) 基本的行姿

行走时，应以正确的立姿为基础，同时全面、充分地兼顾以下 6 个方面：

1. 全身直立，昂首挺胸

行走时，要面朝前方，双眼平视，头部端正，胸部挺起，背部、腰部、膝部要避免弯曲，使全身看上去成一条直线。

2. 起步前倾，重心在前

起步行走时，身体应稍向前倾，身体的重心应落在反复交替移动的前面那只脚的脚掌上，这样身体会随之向前移动。要注意的是，当前脚落地后脚离地时前腿膝盖一定要伸直，踏下前脚时再稍为松弛，并立刻将重心前移，这样走动时，步态矫健而优美。

3. 脚尖前伸，步幅适中

行进时，向前伸出的那只脚应保持脚尖向前，不要向内或向外，同时还应保持步幅大小适中。步幅，这里主要指行进中一步的长度。通常，正常的步幅应为一脚之长，即行走时前脚脚跟与后脚脚尖相距为一脚长。

4. 直线前进，自始至终

行进时，双脚行走的轨迹，大体上应呈一条直线。同时应避免身体在行进中左右摇摆，并使腰部至脚部始终保持以直线状态行进。

5. 双肩平衡，两臂摆动

行进时，双肩、双臂都不可过于僵硬呆板。双肩应当平稳，切忌摇晃。两臂则应一前一后有节奏地摆动。摆动时，手腕要相应配合，掌心向内。双臂前后摆动的幅度，以 30°左右为佳，不要双手横摆，更不可同向摆动。

6. 全身协调，匀速前进

行走时，速度要均匀，有节奏感。另外，全身各个部位的举止要相互协调、配合，整体表现轻松、自然。

（二）按摩师行姿的特殊要求

1. 轻盈灵敏

按摩师在工作岗位上的行姿应该轻盈、灵敏，给人以轻巧、美观、柔和之感，显示出按摩师的端庄、文静、优雅、健美和朝气。因此，要求按摩师在行走时，脚尖向着正前方，脚跟先落地，挺胸收腹，两眼平视，双肩放平微后展，两臂自然摆动或一手持物放在胸前，步履轻捷，弹足有力，柔步无声，让患者、宾客感受到一种健康向上的活力。

2. 快慢适当

节奏快慢适当，给人一种矫健、轻快、从容不迫的动态美。在有急事需快走时，注意保持上身平稳，步履轻快而有序，肌肉放松、舒展自然，使人感到按摩师工作忙而不乱，让患者、宾客产生安全感和信赖感。

3. 行姿规范

礼仪规定，行走方向不定、瞻前顾后、速度多变和八字步态的举止均为失礼。

五、手姿

手姿，是两手及两手臂所做的动作。由于手是人体上最灵活自如的部位，所以手姿是体语中最丰富、最有表现力的举止，它既可以是静态的，也可以是动态的。

按摩师需要掌握和运用下述基本的手姿：

(一) 垂放

垂放是最基本的手姿，其做法有两种：一是双手自然下垂，掌心向内，相握于腹前；二是双手伸直下垂，掌心向内，分别贴放于大腿两侧。垂放手势多用于站立之时。

(二) 持物

持物即用手拿东西，其做法多样，既可用一只手，也可用双手。最关键的是拿东西时动作应自然，五指并拢，用力均匀，但不要竖起无名指与小指，显得忸怩作态。

(三) 鼓掌

鼓掌是用以表示欢迎、祝贺、支持的一种手姿，多用于会议、比赛或迎候患者和宾客。其做法是右手掌心向下，有节奏地拍击掌心向上的左掌。必要时，应起身站立。但是，不应该以此表示反对、拒绝、讽刺、驱赶之意，即不允许“鼓倒掌”。

(四) 夸奖

这种手姿主要用以表扬他人。其做法是伸出右手，竖起拇指，指尖向上，指腹面向被称赞者。另外在交谈时，不应将右手拇指竖起来反向指向他人，因为这意味着自大或藐视；也不应自指鼻尖，这样手姿有自高自大、不可一世之意。

(五) 指示

指示是引导患者、宾客或他人，用以指示方向的手姿。其做法是将右手或左手抬至一定高度，五指并拢，掌心向上，以肘部为轴，朝一定方向伸出手臂。

第五节　按摩师的常用礼节

按摩师在工作和生活中，与患者、宾客和同事之间，经常相互行礼，如握手礼、点头礼等。这些礼节动作，做好了会给人友好、愉快的感觉；如果使用不当，反而会造成严重失礼。

一、握手礼

（一）握手方式

握手的标准方式是：行至距握手对象约1米处，双腿立正，上身略向前倾，伸出右手，四指并拢，拇指张开与对方相握。握手时应用力适度，上下轻轻晃动三四次，随后松开手，恢复原状。握手时应注意以下3个问题。

1. 神态

握手时，神态专注，面带笑意，目视对方双眼，同时口道问候，表现热情、友好、自然。切忌三心二意，敷衍了事，漫不经心，傲慢冷淡。如果在此时迟迟不握他人早已伸出的手，或者一边握手一边东张西望，目中无人，甚至忙于跟其他人打招呼，都是极不礼貌的。

2. 姿势

向他人行握手礼时，应起身站立。握手时彼此之间的最佳距离为1米左右，因此双方均应主动向对方靠拢。如果双方距离过近或过远，会显得一方有意讨好或冷落另一方。如果双方握手时距离过近，手臂难以伸直，也不甚雅观。最好是双方将要相握的手各向侧下方伸出，手臂伸直相握后形成一个直角。

3. 手位

握手时，手的位置至关重要。常见的手位有单手相握和双手相握两种。

（1）单手相握：以右手与人相握是最常用的握手方式。手掌平行于地面最为适当，称为“平等式握手”。

（2）双手相握：用右手握住对方右手后，再以左手握住对方右手的手背。这种方式适用于亲朋故旧之间，用以表达自己的深厚情感。但此种方式不适用于初识者和异性之间，因为有可能被理解为讨好或失态。

（二）握手禁忌

（1）不要用左手与他人握手，尤其是与阿拉伯人、印度人打交道时要牢记此点，因为他们认为左手是不洁的。

（2）不要争先恐后，而应依次进行。特别要注意，与基督教徒交往时，要避免两人握手时与另外两人相握的手形成交叉状，这种形状类似十字架，在基督教信徒眼中是很不吉利的。

（3）不要戴着手套握手，也不要戴着墨镜与他人握手，但是患有眼疾或眼部有缺陷者例外。

（4）不要在握手时将另一只手插在衣袋里，也尽量不要拿着香烟、报刊、公文包、行李等东西不肯放下。

（5）握手时不要面无表情，不置一词，无视对方的存在，好像纯粹是为了应付；也不要在握手时点头哈腰，滥用热情，显得过分客套，这样只会让对方不自在、不舒服。

二、点头礼

点头礼，又叫颔首礼，头部向下轻轻一点，同时面带笑容。不宜点头不止，点头的幅度也不宜过大。点头礼适用的情况主要有：路上偶遇熟人，在会场、剧院、歌厅、舞厅等不宜与人交谈之处相遇，在同一场合遇上已多次碰面者，遇上多人而无法一一问候时。行点头礼时，不宜戴帽子。

三、名片礼仪

名片是一种经过设计、能表示自己身份、便于交往和执行任务的卡片，是当代社会人际交往中一种最经济实用的介绍性媒介。现在，很多保健按摩师为了稳定自己的宾客群，通常会使用名片，或是向宾客索取名片。在此过程中，有以下方面需要注意。

（一）递上名片

递名片给他人时，应郑重其事，起身站立，走上前去，用双手（单方递名片时）或者右手（双方互递名片时）握住名片，正面朝上交给对方。不要用左手递交名片，不要将名片背面面向对方或是颠倒着面向对方，不要将名片举得高于胸部，不要用手指夹着名片递交。

将名片递给他人时，口头应有所表示。可以说“××，这是我的名片，请多指教”；“多多关照”；“今后保持联系”；“我们认识一下吧”，或是先做一下自我介绍。

（二）接受名片

当他人表示要递名片给自己或交换名片时，应立即放下手中的事情，双手接过来，并点头致谢。接过名片，应当着对方的面用半分钟左右的时间，将其认真读一遍。

如果需要当场将自己的名片递过去，一般要在收好对方名片后再进行，不要左右开弓，一来一往同时进行。

（三）索取名片

最好不要强索他人名片。索取他人名片时，也不宜直言相告，而应采用以下3种方法：

1. 主动递上本人名片

此所谓“将欲取之，必先与之”。

2. 请教对方

“今后如何向您请教?”此法适用于向尊长索取名片。

3. 询问对方

“以后怎样与您联系?”此法适用于向初交宾客索取名片。

四、称赞与感谢

称赞与感谢，都有一定的技巧。如不讲究技巧，自行其是，不但可能显得虚伪，而且还可能词不达意，招致误解。比如，赞美宾客:“您今天穿的这件衣服，比前天穿的那件衣服好看多了”，这是称赞不恰当的典型例子，可能被误解为指责对方“前天穿的那件衣服”太差劲，不会穿衣服。因此，在称赞别人时要注意以下4点：

（一）实事求是

赞美别人，应有感而发，诚挚中肯。赞美别人与拍马屁、阿谀奉承，有着本质区别。因此赞美别人的第一要则，就是要实事求是，力戒虚情假意，乱给别人戴高帽子。夸奖一位不到40岁的女士“显得真年轻”，还说得过去；要是用来恭维一位气色不佳的80岁老太太，就显得过于做作了。离开“真诚”二字，赞美将变得毫无意义。

（二）因人而异

有位西方学者说：面对一位真正美丽的姑娘，才能夸她“漂亮”；面对相貌平平的姑娘，应称道她“气质甚好”，大方得体；而“很有教养”一类的赞语，只能用来称赞长相实在无可称道的姑娘。

第二要则：赞美应因人而异。男士喜欢别人称道他幽默风趣，很有风度；女士渴望别人注意自己年轻、漂亮；老年人乐于别人称赞自己知识丰富，身体保养好；孩子们喜欢别人表扬自己聪明、懂事。适当地道出他人内心渴望获得的赞赏，最受欢迎。

（三）自然流露

赞美别人的第三要则：话要说得自然，不露痕迹，不要听起来过于生硬，更不能“一视同仁，千篇一律”。

（四）谦和有礼

最后应当指出的是：在人际交往中，不要“老王卖瓜，自卖自夸”。应当少夸奖自己，多赞美别人。

感谢，也是一种赞美！运用得当，可以表示对他人的恩惠领情不忘、知恩图报，而不是忘恩负义、过河拆桥。

在工作中，按摩师认认真真地对他人说一声“谢谢”的机会非常多。受到他人夸奖时，应当说“谢谢”，这既是礼貌，也是一种自信。旁人称道自己的衣服很漂亮、英语讲得很流利时，说声“谢谢”最是得体。反之，要是答以“瞎说”、“不怎么地”、“哪里、哪里”、“谁说的”、“少来这一套”，就显得无礼了。得到患者与宾客的理解与支持时，别忘真诚地说一声“谢谢”。得到领导、同事、朋友明里暗里的关照后，一定要去当面说一声“谢谢”。

表示感谢，最重要的是要真心实意。为使被感谢者体验到这一点，务必要做到认真、诚恳、大方。话要说清楚，要直截了当，不要连一个“谢”字都讲得含混不清。同时，表情也要加以配合：正视对方双目，面带微笑。

表示感谢时，如果所谢的是一个人，可如上所述。所谢的若是多人，可以说“谢谢各位（可加称呼）”，也可具体到个人，逐个言谢。

五、接打电话礼仪

（一）接电话礼仪

1. 及时接听，谦和应对

接电话首先应做到迅速接听，电话礼仪中有一个“铃响不过三”的原则。含意是铃响三声前后就应拿起话筒，这是避免让打电话者产生不良印象的一种礼貌。如果铃响三声后才做出反应，会让对方产生不安和不愉快的情绪。

2. 聚精会神，积极反馈

接听电话，要聚精会神，仔细聆听对方的讲话，并准确、及时作答，给对方积极的反馈。如果没有听清楚或意思未听明白，应该谦虚询问清楚后再作应答。必要时做好电话记录，待与有关人员商榷后，及时给予反馈。

3. 长话短说

要求打电话“长话短说”，并不是说要匆匆忙忙，对于通话的内容一定要说清楚、听清楚。对方谈及的时间、地点、数字及主要内容最好能记录下来，并向对方重复核实一遍，确保准确无误，否则可能会因此贻误时机或弄错问题、产生误解。

（二）打电话礼仪

1. 打电话前

打电话前，需弄清楚对方的电话号码、姓名、性别、年龄，明白打电话的目的、内容、准备好记录的纸笔，选择好恰当的时间。

2. 电话接通后

首先，自报家门；其次征求对方是否方便，然后再说明打电话的目的；最后结束通话，需先请对方挂线，然后自己再挂线。

3. 打电话时

打电话给对方而对方不在，如果是对方的事情，请其回电话；如果自己有事，需约好时间后重打。

（三）电话礼仪禁忌

（1）对方的话尚未说完前，忌随便插嘴。

（2）切莫一挂上电话就批评对方。

（3）当对方要找的人不在时，请不要随便传话。

（4）在电话里，忌“是，是”地说个不停。

（5）说出“请等一下”以后，忌让对方等得太久。

（6）和同事聊天时，忌立刻拿起听筒。

（7）电话没有挂断前，忌大声和他人谈笑。

第六节 按摩师工作中的基本用语

语言是交流的载体，按摩师对语言应当更加重视，精心斟酌，规范用语。

一、基本用语

（1）迎客或引领入座时的基本用语：欢迎、欢迎您、您早。

（2）患者、宾客为你的工作带来方便，表示感谢的基本用语：谢谢、谢谢您。

（3）接受患者、宾客要求时的基本用语：明白了、听清楚了。

（4）不能立即接待患者、宾客时的基本用语：请您稍候、请您等一下。

（5）对等待中的患者、宾客的基本用语：让您等了、让您久等了。

（6）打扰或给宾客带来不便时的基本用语：对不起、实在对不起。

（7）失误或给患者、宾客添麻烦时的基本用语：抱歉、实在抱歉。

（8）当患者、宾客向你致谢时的基本用语：请别客气、很高兴为您服务、这是我应该做的。

（9）当患者、宾客向你致歉时的基本用语：没有什么、算不了什么。

（10）当患者、宾客离店时的基本用语：再见、欢迎再次光临。

二、注意事项

作为有文化、有知识、有教养的现代人，在交谈中一定要使用文明、优雅的语言。无论在任何场合，对待任何人都不能说粗话、脏话、黑话、荤话、怪话、气话。在与人交谈中主要应注意以下几点：

（一）发音要准确

在交谈中，要求发音标准，其含义有三：一是发音要正确，不能读错字、念错字，让人见笑或误会；二是发音要清晰，让人听得一清二楚，不能含含糊糊；三是音量要适中，音量过大令人不适，也显粗鲁，过小则让人听起来费劲。

（二）语速要适当

语速，即讲话的速度。语速应保持匀速，快慢适中。在交谈中，语速过快、过慢或忽快忽慢，都会影响交流效果。

（三）口气要谦和

在交谈中，讲话的口气一定要亲切谦和。不要摆架子，耍派头，以上压下，以大欺小，官气十足，倚老卖老，盛气凌人，随便教训、指责别人。

（四）内容要简明

在交谈时，应力求言简意赅。不要任意发挥，不着边际，让人不明白。

（五）方言要少用

交谈对象如果不是自己的家人、乡亲，最好不用对方有可能听不懂的方言、土语，否则就是对对方的不尊重。在多方交谈中，即便只有一个人听不懂，也不要采用方言交谈，以免使其产生被排挤、冷落之感。

第七节　树立完美职业形象

在个人形象设计过程中，只有衣（服饰色彩、款式）、形（仪态、举止）、神（气质）三者俱佳时，形象才最美。因此，我们应善于发现并挖掘自身的独特气质，追求内外结合的整体和谐美。按摩师应遵循“以人为本”的原则，做好形象策划，争当服务明星，这样才有利于提升工作质量和效率，树立个人品牌形象。

一、职业形象的定义

职业形象，不仅包括从业人员的发型、衣着，还包括仪容（外貌）、仪表（服饰、职业气质）以及仪态（言谈举止）三方面，个人形象需与职业、地位相协调。

二、树立完美的职业形象

一位专业按摩师在患者、宾客心中的形象应该具有娴熟的按摩技术、优雅的风度、端庄的举止和文雅的谈吐。所以，按摩师成功的形象规划是从树立良好的第一印象开始的，要做到自身发型服饰、气质、言谈举止与职业、场合、地位以及性格相吻合，体现自己在职业领域的专业性。此外，在表现出对他人足够尊重的同时，完美展现按摩师的个人风采、个人修养等，以便给患者、宾客留下美好的印象。

树立完美的职业形象，是从事按摩工作的首要条件。除了应在仪表、着装、举止、礼仪等方面高要求外，按摩师还应着重注意以下6个方面：

（一）同情体贴，热情负责

对人同情体贴，热情负责，体现人道主义和全心全意为患者、宾客服务的精神。按摩师为了患者、宾客的健康，必须对患者、宾客怀有深切的同情心。这种同情与怜悯、仁慈是不同的，它不是个人的恩赐，而是按摩师应尽的义务和职责。作为按摩师，必须培养良好的心理素质及自控力。例如，身材肥胖、瘦小或者有生理缺陷的患者、宾客，可能会担心在按摩过程中遭遇尴尬的局面，这时，按摩师要设法消除他们的担心，使其感到按摩的愉快，体会到按摩师对自己的关心、体贴之情。

（二）尊重人格，平等待人

尊重他人人格是每个公民必须遵循的行为准则之一。按摩师在与服务对象进行人际交往时，必须尊重对方的人格，不论他的职务高低、年龄大小、容貌美丑、关系亲疏、经济贫富，都应一视同仁，平等待人。切忌以貌取人，以贵贱分高低，对某些患者、宾客关怀备至，对其他患者、宾客冷若冰霜。

（三）诚实谦让，文明礼貌

诚实谦让的交往，能增进人们相互之间的信任与团结友爱。礼貌待人，能给人以美的享受。按摩师在荣誉面前应谦让，不要嫉贤妒能；对他人的批评要虚心诚恳地接受，宽宏大度，善于与同事合作；在宾客面前，要善于控制自己的情绪，喜怒不形于色。对同事、宾客始终诚实谦让，礼貌热情，举止端庄，言语文明。

（四）竭诚服务，不谋私利

在按摩实践中，一切从患者、宾客的利益出发，是按摩工作的基本原则。在个人利益与患者、宾客的利益发生冲突时，以患者、宾客利益为重，必要时牺牲个人利益。

（五）认真负责，诚实服务

按摩师在按摩工作中的每一项检查、操作，都必须严肃认真，一丝不苟。在任何情况下，都不能弄虚作假，欺骗或吓唬患者、宾客。对于按摩工作中的失误或差错事故，不隐瞒，不推卸责任，做到如实报告，及时纠正，勇于从失败或失误中总结经验教训，树立严谨的职业态度和审慎的工作作风，认真为宾客服务。

（六）恪守信誉，保守秘密

按摩师是患者、宾客的知己，患者、宾客对按摩师怀有高度的信任感。患者、宾客有什么心愿和要求，常常会向按摩师和盘托出，期望得到理解和帮助。按摩师必须恪守承诺，对患者、宾客的隐私保密，只有这样才能得到患者、宾客的信赖，才有利于按摩师与患者、宾客之间的进一步交往。

第八节 客源国礼仪举例

我国自入世以来，国际贸易和国际往来与日俱增。虽然国际交往中形成了很多通用的礼仪，但是由于国家之间民族文化、历史传统、宗教信仰等诸方面的差异，各国之间也表现出独特的风俗习惯。因此，按摩师不仅要掌握我国的礼仪礼节、风俗习惯，还要掌握主要客源国家的礼仪禁忌。在按摩工作和日常交往中，尊重他国的风俗习惯，才能做好按摩服务和治疗工作。

一、韩国

韩国和中国一样是一个礼仪之邦，非常重视礼仪。例如晚辈对长辈、下级对上级礼仪规矩严格，需表示特别尊重。晚辈与长辈握手时，左手要轻放在长辈右手之上，躬身相握，以示恭敬。女性与人见面时通常不和他人握手，只行鞠躬礼。晚辈与长辈同坐时，要保持姿势端正，挺胸，决不能懒散。男女同坐时，男子坐于上座，女子坐于下座。若想吸烟，需征得在场长辈同意。用餐时，要等长辈动筷后再吃。在公共场所不大声说笑，女性在笑时要用手帕捂住口，防止出声失礼。

韩国人的禁忌：韩国人忌讳“4”这个数字，认为其音与“死”相同而不吉利。因此，韩国没有4号楼，不设4层，餐厅和音乐厅等不设4排。按摩师在接待韩国患者、宾客时应注意此点，以免产生误会。

二、日本

日本人见面时一般都互致问候，脱帽鞠躬，表示诚恳、可亲。初次见面时，互相鞠躬，交换名片，一般不握手。如果是老朋友或熟人会主动握手或深鞠躬甚至拥抱。如遇女士，女方伸手时男士方可握手，但不要用力或久握，遇到年长者和上级也是如此。初次见面时，常说“请多关照”、“拜托您了”等话。日本人拜访他人时一般要预先约定，突然访问是失礼的。在与对方会面时，应自我介绍，递交自己的名片，并说明介绍人的姓名和拜访目的。交换名片时应由身份低的人首先递交，拿到对方名片要十分珍视。日本人喜欢黄色和白色，习惯用奇数表示“阳”、“吉”，用偶数表示“阴”、“凶”，因此送礼品时，礼品数最好为3、5、7等奇数，遇吉事礼品应为黄色、红色或白色。遇不幸事送礼品应为黑色、紫色或灰色等。日本人的国花是樱花，忌讳荷花图案。

日本人的禁忌：日本人忌讳绿色，认为绿色是不祥的颜色。忌讳数字“4”、“9”，因日语中“4”发音与“死”相似，“9”发音与“苦”相似。如送日本人婚礼礼金要避免偶数，因为偶数是“2”的倍数，象征夫妇分裂。

三、泰国

泰国人热情好客，在待人接物中，有许多约定俗成的规矩。

（一）服饰

泰国各个民族都有自己的传统服饰。城市中的男子在正式场合通常穿深色西服，打领带；妇女在正式场合穿民族服装，也可穿裙子。在日常生活中，可穿各式流行服装，但在公共场合不能穿短裤。

（二）仪态

泰国人进入佛殿或别人家的客厅要脱鞋。他们虽然热情友好，但不愿意在平时生活中有拍拍打打的举止，认为这是不礼貌的行为。另外，向上伸出小指表示和好，大拇指向下表示失败，伸出弯曲的食指表示死亡。

（三）相见

泰国人相见时不行握手礼，而是行合掌礼，并说声“沙娃滴卡”。所谓合掌礼，即双掌在胸前合并但不贴合，犹如掌心握着一片棉花，双手的形状如同一朵含苞待放的莲花。这种合掌问候方式在泰国语中被称为“威”。

泰国人不喝热茶，而习惯在茶里放冰块，制成冰茶。泰国人吃饭用右手，左手用来拿一些不太清洁的东西，因此泰国人给别人递东西都用右手，表示尊敬。

泰国人的禁忌：泰国人睡觉不能头朝西，因为日落西方象征死亡。不用红笔签名，因人死后其姓名要用红笔写在棺木上。泰国人端坐忌跷腿，把鞋子对着别人，被认为是把别人踩在脚下，是一种侮辱性的举止。在泰国，所有的佛像都是神圣的，未经允许不得拍照。

四、缅甸

缅甸人早晨见面问“你睡得好吗？”、“你身体好吗？”，吃饭时见面问“你吃饭了吗？”，朋友久别重逢问“你身体健康吗？”、“你日子过得好吗？”，外出告别常说“请允许我告辞了”，送别人时说“祝你一切顺利”、“祝您平安无事”。青年人见到老年人说“给您请安了”，老年人回答说“善哉！善哉！”，或说“祝你身体健康！生活幸福！”。

缅甸人行合十礼，小辈向长辈施合十礼时，长辈一般不回礼，只说声“善哉”或“祝你健康”便可。在演出、报幕、谢幕时都可施合十礼。缅甸人还有跪拜礼、五体投地礼和鞠躬礼。

缅甸人的禁忌： 缅甸人以乌鸦为神鸟，不能捕捉和伤害。牛也被缅甸人视为神物，不能伤害。缅甸人睡觉前一定要洗脚，洗脚水要倒干净，不能有剩余。睡觉时头要朝北方或西方。起床后要先洗脸，否则不能做事。男女服装不能放在一起，头巾不能系在腰上。每逢星期二、星期六、星期日不能修剪指甲，否则会招来灾祸。

五、印度

印度人见到客人或熟人时都行合十礼，行礼时面带微笑地说“纳玛斯戴”，这是印度传统的见面礼，意思是吉祥和尊敬。印度人对长者的最高礼节是：行礼者俯下身去触摸对方的脚，然后再摸一下自己的前额。印度人现在也行握手礼，但决不会伸出左手和别人握手，因为印度人认为左手是不洁的，用左手握手被视为对人不尊敬。

印度人的禁忌： 印度人认为牛是神圣的，一般人忌用牛皮鞋或牛皮箱。孔雀被印度政府定为国鸟，在印度人心中是神鸟，任何人不能捕杀它。印度人也崇拜蛇，认为捕杀蛇是触犯神灵的行为。印度人不喜欢鹤和龟的图案。印度人在见面和分手时，男人之间行握手礼；男人与妇女打招呼时，男人不能碰触妇女，而应行合十礼。在公共场所男人不能与单身妇女说话。

六、印尼

印尼人与熟人或朋友相遇，一般习惯用握手礼，传统礼节是用右手放在胸前互相问好。印尼人初次交往时，客人要把自己的名片送给主人，否则将会受到主人长时间的冷落。名片文字为英文。印尼人交谈时，喜欢平和的声调，不摆架子，具有寻求一致的良好愿望，所以与他们谈话时应态度谦逊，声音放低。印尼人一般都习惯用右手抓饭，在官方场所有时也使用刀叉。吃饭时喜欢喝冷开水、矿泉水、葡萄酒，一般不喝烈性酒。

印尼人的禁忌：印尼人忌讳用左手传递食物等东西。忌讳别人用手摸他们孩子的头部，认为这是缺乏教养的行为。印尼人忌讳老鼠和乌龟。与印尼人交谈时应避免政治、宗教话题。在印尼，裸体太阳浴是非法的。

七、马来西亚

无论朋友间相见还是告别，马来西亚人都要向对方轻微点头以示礼貌。握手礼是马来西亚普遍的礼节，但对不相熟的女士不能随便伸手要求握手。

第四章　按摩师的文化艺术修养

第一节　按摩师文化艺术修养

按摩源于博大精深的中医学理论。按摩师应努力提升自我文化知识、精研技艺，使自己具备较高的专业素质、较为深厚的文化素养，这样才能真正将按摩这门艺术演绎得更加精彩。

一、按摩师基础文化知识修养

按摩师的基础文化知识包括很多方面，如在前面章节中提到的政策法规知识、礼仪知识和后面将涉及的心理学知识等，在这里主要讲述按摩师应具备的专业知识和文化知识。

（一）专业知识

按摩师专业知识包括与按摩相关的中医基本理论及解剖知识、生理与病理学知识。中医基本理论是按摩临床应用的基础，其中经络腧穴是指导实践操作的依据；脏象学中各脏腑生理病理及相互关系是指导临床诊断的理论基础；养生与防治主要指未病先防、既病防变和病后防发，是指导养成良好生活习惯的理论根据；解剖学介绍人体的结构以及各器官的位置和功能，直接指导手法操作。根据专业的生理、病理学知识，按摩师可推断出某种不适症状的病因病理，以此指导按摩手法、操作细节等。总之，扎实的专业知识是按摩师技能操作成功的关键。

（二）文化知识

随着按摩行业的发展，按摩这一传统医疗保健方法被越来越多的人所接受，并逐渐走向国际市场，同时，市场的扩大也加大了按摩客户群体的差异性。接受按摩的患者、宾客可能来自不同民族、不同国度，有着不同的文化背景和生活习惯，这就要求按摩师必须具备广博的知识，掌握丰富的信息，只有这样才能把按摩工作做得有声有色，更好地满足患者、宾客的需求，完成本职工作。在学习基础文化的同时，按摩师还应了解下列知识：

1. 最新资讯

按摩师要注意收听、收看时事报道，掌握最新动态，紧跟社会热点，这样才能更好地与患者、宾客交流，并能得到最大程度的响应。

2. 健康知识

在按摩过程中，人们追求的是健康与放松的享受，因此很容易把按摩师当成自己的健康指导老师，常常会咨询有关健康的问题，比如某种疾病的防治、饮食调养、自我保健等知识。按摩师要注意这些知识的积累，为患者、宾客提供正确全面的指导。

3. 其他知识

不同民族和国家的民俗、禁忌，患者、宾客的常用口语，与宾客相关的心理学知识等，都是按摩师应该学习掌握的。

二、按摩师的美感修养

爱美之心，人皆有之。在日常生活中，人们也常用“美”来形容山川湖泊、亭台楼阁、音乐舞蹈、图画诗歌、相貌体魄、服装服饰，甚至用来形容道德情操，总之，美是无处不在的。对于按摩与按摩师而言，美同样也是无处不在。

（一）美感在按摩中的主要表现

按摩之美是在追求与创造人体美的过程中形成并表现出来的。按摩师在实践过程中无时无刻不在创造美，并通过基础理论、临床实践、预防保健和管理等方面具体表现出来。

1. 美感在按摩临床实践中的表现

按摩既有源自古老中医的医学美，其手法、套路在创建过程中也充分体现了美。如按摩节奏的韵律美；按摩手法的干净利落、刚柔并济；按摩套路的大开大合、线条流畅，如行云流水，让人赏心悦目等。

按摩师的临床实践其实是维护与塑造人体美的过程。人体是统一、和谐的整体，任何一个组织缺陷或功能失调，都会不同程度地破坏、损害人体美，而按摩则是借助手法与力度来纠正机体组织的缺陷，恢复功能的协调，以达到维护人体美的目的。

2. 美感在预防保健中的表现

按摩的根本目的之一在于预防保健，其不仅要消除有损人体美的因素，更要注意提高人体健美的素质。预防保健的意义就在于提高人类的健美素质，实现人类与环境的完美统一。按摩的“绿色”、无毒、无副作用，是对大众所追求的健康美的深化。

（二）色彩在按摩中的运用

色彩是视觉美最直观的体现，但是不同颜色的光有不同的能量频率，能带给人不同的心理感受。为了营造合适的按摩气氛，不管是按摩环境的装饰，还是按摩用品的配备，都要注意色彩的搭配。

关于色彩对按摩效果的促进作用，有以下共识。紫色有助于放松肌肉，在色彩疗法中，紫色堪比西医消炎所用的抗生素。靛蓝色有消肿止痛和紧固皮肤的作用。蓝色可以降低神经兴奋性，有催眠作用。绿色是和平色，对身体和神经有镇定作用。黄色是刺激色，在按摩中应避免使用，但有时为了使按摩对象身心尽快放松，也可以少量使用。橙色也是兴奋色，有助于增加自信。红色是强兴奋色，如果要促进血液循环或者温暖按摩对象的身体，使用红色是非常奏效的，但是红色没有放松身体的作用。如果按摩者需要排毒，使用红色能加快血液循环，从而有效排除体内毒素。粉红色是爱的颜色，假如按摩对象是与你亲密的人，选择这种颜色能营造温馨浪漫的气氛。

按摩是一种融音乐、美感、文化于一体的艺术，按摩师则是这门艺术的执行者。因此，按摩师在工作中应该加强学习，不断提高自身的文化艺术修养，并将按摩艺术推向更高的境界。

三、按摩师音乐修养

众所周知，音乐能调节情绪，使人愉悦。按摩过程中配以舒缓的音乐是一种更有效的放松疗法，能在一定程度上帮助人们减压，并能在短期内改善因压力所导致的不适症状。音乐已被越来越多地运用到按摩治疗中，这也对按摩师的音乐素养提出了更高的要求。

（一）节奏与互引

个体间产生同步的节奏与动作的互引是一种自然现象。比如，两个时钟配有一样长度的钟摆，即使让它们的摆动次数不同，在一天之内仍会因“互引作用”的影响而产生同步摆动。近年来，科学研究已证明音乐可以让身体的节奏，诸如呼吸、心跳及脑波等趋于同步，这对于增强按摩疗效是大有益处的。同时，按摩师应注意按摩过程中的节奏、轻重、缓急，使按摩节奏与优美的旋律趋于同步，这也将起到互引的作用。反之，如果按摩节奏与音乐大相径庭，按摩师与患者、宾客都可能或轻或重的出现紧张、浮躁、不安等紊乱情绪。

（二）按摩过程中音乐的选择

中医认为，五音与五脏相关联。从五行学说的基本思想来看，宫（do）属土，通于脾，给人宁静、庄重之感，听宫类音乐如《闲居吟》等，利于醒脾开胃，增进食欲。商（re）属金，通于肺，给人高亢、优美之感，听商类音乐如《阳关三叠》等，有利于改善呼吸运动，调节全身气机，从而达到人体的协调平衡。角（mi）属木，通于肝，可以使人心情舒畅，角类音乐如《梅花三弄》等，对气机具有疏散、宣泄的功能，从而促进血液的运行、津液的输布、经络的通利和脏腑器官的功能活动。徵（so）属火，通于心，可以给人兴奋、热烈之感，徵调音乐如《汉宫秋月》等，可以使人产生兴奋感，因而有利于心气推动血液在脉中运行，并流注全身，发挥营养和滋润的作用，使人体各部分功能相互协调。羽（la）属水，通于肾，给人一种开阔、奔放之感，听羽类音乐如《塞上曲》等，可以使人神气健旺、精巧敏捷、听觉聪敏、记忆增强。

（三）音乐疗法

音乐疗法是利用心理治疗的原理，通过音乐手段达到治疗疾病的目的。治疗的对象主要是心理、精神疾病。音乐疗法分为主动治疗与被动治疗两种。

1. 主动治疗

主动治疗，即让患者从事演唱或演奏等音乐活动。积极主动、自由地去演唱，这样能调节情绪，提高患者的自信心，增强患者对生活的兴趣，逐步培养其适应外界环境的能力。

2. 被动治疗

被动治疗，即感受性音乐疗法。让患者倾听音乐，在欣赏音乐的过程中，通过音乐的旋律、节奏和音符等调节心神与内脏气机，改善气血运行，调理阴阳，从而达到镇静、镇痛、调节心律、降低血压、调节血流量和促进消化等作用。要使音乐疗法达到更好的效果，还必须创造一个整洁、美观、舒适、雅静的治疗环境，让人精神愉快、情绪安定。

按摩师要有意识地提高自己的音乐修养，在按摩过程中根据实际情况选择不同的音乐，即所谓对症下药，这对提高服务质量是相当重要的。在实际工作中运用音乐辅助按摩时，按摩师还应注意以下 3 点：

（1）在清楚地听到音乐的情况下，身体的互引作用最为有效，所以不要将音乐播放的音量调得过小。

（2）借助有利于放松的谈话技巧，协助患者、宾客将呼吸调整到与音乐同步。

（3）如果是通过喇叭播放音乐，要留意自己对音乐的反应。长时间播放柔美音乐会让按摩师的感受太过舒缓而导致没有活力，因此在必要的时候，可让患者、宾客佩戴耳机。

第二节　国内外主要宗教信仰及禁忌

随着我国改革开放的不断深入和国际交往日益频繁，前来我国投资、旅游、交往和交流的国际人士逐渐增多。受到普遍青睐的传统中医按摩，正越来越多地服务于不同国籍、不同民族、不同宗教信仰的客人。所以，要想给不同文化习俗的宾客提供优质服务，按摩师就必须对来自不同国家、不同民族、不同宗教信仰的宾客的文化习俗有深入的了解。

一、三大宗教信仰

信仰属于精神范畴，是一种特殊的社会心理现象，是人的特殊情感和心理体验。宗教信仰是信仰的一个分支，是窘迫于现实生活中的人类对神灵及其相关宗教体系的盲目信念，是人对生命彼岸世界的终极关注。世界上流传最广、影响最深的宗教有佛教、伊斯兰教和基督教。它们都有着悠久的历史和完整的学说体系，对世界各国的政治、经济、文化，以及人们的日常行为具有深远的影响。

(一) 佛教

佛教是世界上成熟最早的一种至尊教，它以超脱轮回，投身净土，达到涅槃境界为最高目标。它特别注重其神学理论的建树和传播，在世界上具有广泛和深远的影响。

佛教产生于公元前6～公元前5世纪的古印度，创始人为迦毗罗卫国（今尼泊尔境内）的王子乔达摩·悉达多。释迦牟尼是佛教徒对他的尊称，意思是释迦族的“贤者”。

佛教的基本教义是逐步形成的，核心是宣扬人生充满苦，只有信佛才能找到摆脱苦的道路。基本教义是“四谛”、“八正道”、“十二因缘”和“因果报应”、“生死轮回”、“三世说”（前世、今世、来世）。佛教在创立初期，以“无常”和“缘起”思想反对婆罗门的梵天创世说，以众生平等思想反对婆罗门的神权统治，因而很快得以流行。随着历史的不断发展，佛教在全世界得到了广泛传播。但是，为了适应各国统治者的政治需要以及与被传播地原有宗教的冲突融合，佛教教义不断发展和变化，并且形成了众多新的教派。公元1世纪，出现大小乘佛教的分歧，大乘佛教主要往北传入中国、朝鲜、日本、越南等国；小乘佛教向南传入缅甸、泰国、柬埔寨等国。传入中国的佛教一支与西藏的原有宗教结合，产生了独特的喇嘛教；而传入中国内地的佛教则形成了法相宗、天台宗等各教派，在中国历史上产生了重大影响。

佛教的主要节日：佛诞节、涅槃节、成道节、盂兰盆会等。佛诞节又称浴佛教、泼水节或花节，是纪念释迦牟尼诞生的节日，具体日期汉族为农历四月初八，傣族及其他少数民族是清明节后10日。涅槃节是纪念释迦牟尼逝世的节日，在公历2月15日举行。成道节为释迦牟尼成道的腊月初八，汉民族有喝“腊八粥”的习俗。盂兰盆会在农历七月十五举行。

（二）伊斯兰教

伊斯兰教是最年轻、最活跃、发展最快的宗教，主要流行于亚洲和非洲，特别是西亚、北非、南亚次大陆和东南亚各地。近几十年来，在西欧和北美一带也有传播。在阿拉伯地区，有些国家把伊斯兰教定为国教。

伊斯兰教信奉安拉为唯一之神，产生于公元7世纪初的阿拉伯半岛，创始人为穆罕默德。“伊斯兰”是阿拉伯文的音译，本意是“顺从、和平”，由此而派生的穆斯林即为“顺从者、传播与维护和平者”，伊斯兰一词的含义就是归顺唯一神安拉的旨意，服从安拉的戒律。

《古兰经》是伊斯兰教的唯一的根本经典，按照这部经典的规定，穆斯林有六大基本信仰和五项宗教功课。六大基本信仰简称“六信”，即信真主、信天使、信经典、信使者、信前定、信后世。五项宗教功课可概括为念、礼、斋、课、朝五项功修，亦称“五功”。

发源于阿拉伯半岛的伊斯兰教，大约在公元7世纪中叶传入中国，在成吉思汗西征后得到了迅速发展，出现了“元时回回遍天下”的局面。在我国，信仰伊斯兰教的有回族、维吾尔族、乌兹别克族等。

伊斯兰教的主要节日：有开斋节和宰牲节。开斋节是伊斯兰教庆祝斋期满的节日，日期定为每年伊斯兰教历的10月1日。宰牲节又称“古尔邦”节，伊斯兰教历12月10日举行，也是朝觐的麦加活动的最后一天。此外还有圣纪节、登宵节、盖得尔夜等节日。

（三）基督教

早期基督教是在犹太教新宗派的基础上发展起来的，产生于公元1世纪的巴勒斯坦境内，耶稣被称作“基督”，即救世主。凡是信奉耶稣救世主的各教派统称基督教。

基督教的基本经典有《旧约全书》和《新约全书》，通常称之为《圣经》。所谓“旧约”和“新约”，犹太教曾宣称其是神与人订立的“契约”，其基本教义有：

1. 创世说

宣称宇宙间只有一个神（上帝或天主）是至高无上的，他是天地间的主宰，万物的创造者。

2. 原罪与赎罪说

人类始祖亚当、夏娃因偷吃了伊甸园中的禁果而犯下罪过，并且这一罪过世代相传，因此人一出生就都是罪人，而且以后也一定会犯这样或那样的罪过。人们为摆脱这些罪过、苦难，就必须相信、依靠救世主耶稣为人赎罪，才能在死后永生。

3. 天堂地狱说

人在这个世界上的苦难是无法摆脱的，只有相信神，顺服耶稣的安排，死后灵魂才能升入天堂，否则就会被抛入地狱。颂扬怯懦自卑，自甘屈辱驯服，号召人们“要爱你的仇敌”，接受上帝、掌权者的统治。

基督教包括许多教派组织，其中主要分三大教派：罗马公教（我国通称天主教）、东正教和新教（在我国称为基督教或耶稣教）。基督教曾于唐代、元代先后传入中国，但流传不广，前后经历了 4 次反复，直到 19 世纪初期才在中国扎下根来。

基督教的主要节日：有圣诞节、复活节、圣灵降临节等。每年 12 月 25 日是纪念耶稣“诞生”的节日，又称“耶稣圣诞瞻礼”、“主降生节”；复活节是纪念耶稣“复活”的节日，在每年春分月圆后第一个星期日举行（每年 3 月 21 日至 4 月 25 日之间）。圣灵降临节是纪念耶稣门徒领受圣灵的节日，时间在复活节后的第 50 天。此外还有感恩节、安息日、受难节等。

二、宗教禁忌

世界三大宗教在各自的宗教信仰体系中，已经形成了一套完整的禁忌体系，涉及教徒生活的各个方面，是教义的重要组成部分，具有重大的作用和深远的影响。对此，按摩师也应对其有大致的了解。

（一）杀生禁忌

禁忌杀生的观点，是与宗教的善恶观、灵魂观和轮回观联系在一起的。该观点认为动物和人不仅都是有灵性和灵魂的，而且会互相轮回，因而把杀生当做一种罪过，将其列入戒律之内予以严格遵守。基督教“十戒”第六条规定“不可杀人”，而佛教在这方面的禁忌则更为严格，不仅将“不杀生”列为各戒之首，而且超出了基督教“不可杀人”的狭隘生杀禁忌范围，扩展到社会生活的各个领域之中，一切有生命的动植物都在杀生禁忌范围之内。

（二）饮食禁忌

节食也是宗教禁忌的重要内容之一，是宗教信徒用节食荤腥向崇拜对象表示虔诚和修身养性的一种方法。佛教极力主张终身不食荤腥，不食非食之食（正午后不吃饭），禁饮酒。基督教一般规定每星期五不食肉，在守“大斋”（圣诞节前一日）期间一天只食一顿饱饭，其余各餐只食半饱或更少。伊斯兰教在饮食禁忌上更是种类繁多。《古兰经》中明确规定禁食的有：自死动物、血液、猪肉及诵非真主之名宰杀的动物；此外，马、驴、骡、狗、鹰等均在禁食之列；在斋月期间，伊斯兰教教义规定凡成年的、理智健全的、身体健康的男女穆斯林应在白天进行斋戒。

（三）财物禁忌

在财物问题上，各宗教教派都禁忌偷窃和抢劫，严格规定了宗教职业者不得贪财和积财的戒规，还极力倡导施舍财物于穷困者、贫病者。各神学宗教都把对财物的欲望看做是罪恶的根源，是同神圣的宗教精神不相容的，是信仰者修身养性的一大障碍，故把不迷恋财物作为一种戒律。如基督教十戒中的“不可偷盗”、“不可贪恋他人财物”，佛教五戒中的“不偷盗”、十戒中的“不储蓄金银财宝”、十重戒中的“盗戒”等都是专门为此制定的。

（四）婚姻禁忌

许多宗教教派在不同程度和范围内，都把禁欲列入禁忌和戒律。佛教规定僧尼、天主教规定教士不婚嫁，以此显示其品性高洁和出俗不凡的神圣性。婚姻禁忌仅是对宗教职业者而言的禁忌，而对一般信教者则承认婚姻的正当性，但坚决反对荒淫和奸淫。例如，基督教十戒中规定“不可奸淫”，佛教五戒中的“不淫邪”、八戒中的“不淫欲”等。伊斯兰教则禁止近亲与血亲之间的通婚，忌与宗教信仰不同者通婚。

（五）伦理禁忌

伦理禁忌涉及面很广，首先把欺骗、妄语列入禁忌，作为信徒的戒律。基督教十戒规定“不可作假见证”，佛教的“妄语戒”、“自赞毁他戒”都属于这方面的戒律。其次是明确规定把不敬父母列入禁忌，把孝敬父母作为戒规，这种戒律是同各民族历来的社会伦理一致的。最后将伦理禁忌范围扩大、上升为对其他崇拜对象的禁戒。如伊斯兰教、基督教都禁忌拜偶像。一般宗教也都规定只能崇拜自己宗教的神，而不准崇拜其他宗教的神。

此外，西方世界中普遍信仰 13 忌和星期五忌，如果这个月 13 号正好是星期五，就被称为“黑色星期五”，是最为忌讳的。另外，泰国佛教徒忌摸头顶，信奉伊斯兰教者送礼忌送带有动物形象的东西，这些都是宗教禁忌在人们生活中的反映。

上述几个方面，只是宗教禁忌和戒律的一些最主要的方面，除此之外还有许许多多的禁忌和戒律，涉及人们生活的各个方面。

第三节 国内少数民族及港澳台地区风俗习惯举例

我国有 56 个民族。在历史的发展和演变中，每个不同的民族形成了各自特有的风俗习惯。由于所掌握的资料有限，下面简单介绍一些情况，作为举例。

一、壮族

壮族人口达1600多万（据2000年第五次人口普查统计数据，以下同），是我国人口最多的少数民族，主要分布在广西、云南、湖南和广东等地。壮族的饮食习惯与汉族非常相似，主食喜大米、玉米和糯米，喜食蔬菜，最喜欢酸辣和腥味的食物。

壮族人待客非常热情。有客来访，主人一定要亲自出面，让座、递烟、双手捧茶。不单手递送食物，在客人面前不可大声说话。

少数偏僻山区的壮族忌食牛肉。壮族人家在孕妇生产时，门上悬挂草帽一顶，暗示外人不得入内。无论家人、客人都不能坐门槛中间。不准扛锄头或戴斗笠走进家中。农历二月初二祭龙山帝王，此时不准砍伐山中树木，不准在山中大小便。

二、回族

回族人口约有980多万，主要分布在宁夏回族自治区及甘肃省，还有一部分散居在全国各地，素有“大分散、小集中”之说。回族人一般信奉伊斯兰教，许多风俗和生活习惯都与宗教信仰有密切的关系。回族有尊重长者的习俗，乐于资助鳏寡孤独、无依无靠的人。

在饮食方面，回族人吃牛、羊、鸡肉，也吃鱼，但不吃猪肉、狗肉、马肉、骡肉和一切凶猛禽兽的肉。所食的肉类在宰杀上也相当讲究。忌食一切动物的血和自死的动物。对蔬菜没有大的禁忌。喜欢喝茶，茶具很讲究。禁酒，忌讳别人在自己家中吸烟、喝酒。

回族人忌讳说“猪”字，外出须戴帽子，忌露顶，忌出言无礼，以讲究清洁卫生而著名。在餐桌上，不要将信奉伊斯兰教的人与其他民族的人安排在一起。有回族人在座，严禁一切与猪肉有关的食品上桌。

回族主要的民族节日是开斋节。

三、维吾尔族

维吾尔族主要居住在新疆的和田、喀什、阿克苏和库尔勒 4 个地区，其余都散居在新疆各地，人口约有 830 多万。

维吾尔族和回族一样，信奉伊斯兰教，因此禁忌很严。维吾尔族非常重视礼貌，与人相见时，喜欢将右手按在胸部中央，身体向前倾 30°左右，或施握手礼，以表示对他人的尊重。在接受别人礼物或给别人敬茶时要用双手，忌用单手，更不能用左手。睡觉时，禁头东脚西或四肢平伸仰卧。

维吾尔族人有良好的卫生习惯，喜欢屋内整洁，并用红色进行装饰。饮食习惯上很讲究主食，主食以面食为主。饭前必须洗手，但只限三人以下同时洗。不能把手放在水盆里清洗，要用被维吾尔族称为“阿布塔巴”的壶冲洗。吃抓饭时，指甲一定要剪干净，不能把抓起来的饭再放回盘里。吃食物时，不能随意拨弄食物，不能随便揭开带有锅盖的炊具。维吾尔族的许多食物均用手抓食，没有用筷子的习惯。很少食蔬菜，夏季多食瓜果。维吾尔族喜欢喝奶茶和红茶。喝的酒大多都是自家酿制的葡萄酒。不养猪，禁食猪肉；禁食自死的动物及一切动物的血；忌食狗肉、驴肉、骡肉等。

古尔邦节是维吾尔族的主要节日。

四、彝族

彝族人口约有770多万，在西南各省均有分布，以广西和四川的凉山地区较集中。彝族人生活习惯既有与汉族相似的地方，又保留有本民族的特色。

彝族喜欢称自己为“彝家”，十分好客。若有客人到来，主人必用烟、茶、酒及其他食物招待。彝族人特别喜欢饮酒，有“有酒便是宴”的习俗。酒兴来时，不论男女老幼，认识与否，大家围坐在一起，直至酒酣为止。在饮食习惯上，一般以玉米、荞麦、燕麦、土豆为主粮，副食主要是豆类、蔬菜及瓜果，喜欢吃大块肉，喜食酸辣的调味品，喜欢喝烤茶。

彝族人根据生活地域不同，宗教信仰也不尽相同。居住在四川凉山地区的彝族人主要信奉彝族原始宗教，其他地区的彝族人有信奉佛教、道教，或者信奉以彝族原始宗教掺和道教成分形成的世间宗教西波教。为避免鬼神降祸于人，彝族人制定了许多禁忌律条，不得触犯。在日忌上，鼠日忌送灵，牛日忌娶媳，虎日忌立房架；在食忌上，禁食狗、猫、猴、熊、马等动物。

彝族的代表性服饰是一种用黑色羊毛织成的、形似围裙的“查尔瓦”（即披毡），晴天可以遮日，雨天可以避水，夜间可兼做被盖，彝族人民视其为生活中的宝贝，终年不离其身。

火把节是彝族人民喜爱的一个传统节日，一般在农历六月二十四前后举行。

五、蒙古族

蒙古族主要分布在内蒙古自治区，一部分散居在东北三省及青海、甘肃和新疆部分地区，人口约有580多万。蒙古族信奉藏传佛教，待人热情，不论认识与否，一见面总会热情问候，并把右手放在胸前，微微躬身，以示有礼。请客人来自己的蒙古包，全家老少会随客人坐下，端上各种食品、酒类，任其品尝。敬酒、茶时有“浅茶满酒”之俗，有时还唱歌敬酒，若客人开怀畅饮，主人则格外高兴。

蒙古人认为江河、湖泊和雨水是由神灵掌握的，因而忌将脏东西抛入河中，夏天不下河洗澡，不在河边洗衣服、洗羊毛等。

六、藏族

藏族人口约有540多万，主要分布在西藏自治区，部分分布在青海、甘肃、四川、云南等地区，信奉藏传佛教，又称喇嘛教。

藏族小家庭居多，一般家庭仅四五口人。与人交往时，亲切的表示便是点头、吐舌头，或者弯腰行45°的鞠躬礼并伸出双手，掌心向上。隆重的礼节是“献哈达”。哈达在藏语中为“纱巾”“绸巾”之意，以白色为主，亦有浅蓝色和淡黄色，一般长度为1.5～2米，宽约20厘米。敬献者双手托起哈达，高举过头，接受者通常也做出与敬献者一样的姿势，并表示谢意。

藏族人大多信奉喇嘛教。教徒们每天早晨起床后及饭前都要念经。有男女分坐的习俗，男坐左，女坐右。忌讳别人用手摸佛像、经书、护身符、转经轮等圣物，忌讳在寺院附近砍伐树木、高声唱歌、钓鱼、捕鱼、打猎杀生。在饮食上忌食鱼、虾、螺、马、驴、狗肉，不吃海味，不吃鸡、鸭、鹅等家禽。

藏族有望果节、雪顿节等传统节日。

七、朝鲜族

朝鲜族主要聚居在吉林省，一部分分布在黑龙江、辽宁、内蒙古等地，人口约有190多万。

在饮食习惯上，朝鲜族以大米、小麦为主食，最喜欢的食物有打糕、冷面，喜食牛肉、鸡肉、海鱼，最喜欢吃狗肉，讲究三伏天喝狗肉汤，不喜欢羊肉、鸭肉、鹅肉。口味喜酸辣，爱吃大酱，不爱吃带甜味和放花椒的菜。

朝鲜族忌敲门。到朝鲜族人家造访时，应呼叫主人，不得叩门。他们喜欢穿白色服装，男子盛行穿一种叫做“白衣”的衣服，女子穿白色“则羔利”（裙）。

八、傣族

傣族主要分布在我国的云南，集中聚居的地区是云南的西双版纳，人口约有110多万，多信奉小乘佛教。

傣族的特点是女性在家庭中的地位与男子平等，共同管理家庭事务。儿子结婚要另立门户。父母去世，财产一般由留守家中的幼子或幼女继承。

傣族人较注重卫生，进入傣家的竹楼要脱鞋，不能随便进入竹楼的里屋，不能在竹楼上吹口哨。与傣族人进餐时，不要在别人筷子下夹菜，不能将锅端起来盛饭。吃鸡腿时，要吃一双。傣族人的主食是大米，尤喜糯米，副食中喜欢菜类、豆类和竹笋，肉食喜欢猪肉、牛肉，一般不吃羊肉，口味喜欢酸辣。具有民族特色的菜肴有“烤小金猪”，把小猪用火烤熟，然后用木瓜水、盐等做调料，撕成碎块吃。

泼水节是傣族的新年，是傣族古老的传统节日，傣语称之为“尚健”。“尚健”是送旧迎新的日子，一般在傣历的6月中旬（即农历清明前后10天左右），也是傣族人洗污净身的一种祝福形式。被人泼水泼得越多，说明受到的祝福越多。

九、香港

香港人生活节奏紧张，业余活动、生活各有安排，互相探访少，多借电话问候。有需要造访时，宜先电话联络。一般社交宜约于酒楼或茶餐厅。但凡婚礼、添丁、祝寿之类喜庆，都要做“人情”（贺礼）。

对于陌生人，男士称“先生”，女士称“小姐”、“太太”，中等年纪称“小姐”也无妨。年纪大的下层市民，称“师奶”、“阿姨”。对年轻男女，非正规场合也可称“哥哥”、“姐姐”。“阿叔”、“阿伯”只适合于年纪小的人对中年以上男人的称呼。政府机关工作人员、警察可称

“阿 Sir”，女士称“Miss”、“Madam”。小商店老板称“老细”、“事头”、“事头婆”。工人、工匠、服务匠等称“师傅”。男服务员、售货员称“Waiter”，女服务员等仍称“小姐”。香港人对一切服务人员、工作人员乃至陌生人都讲究起码的礼貌。“嗯该”是香港人常挂在嘴边的词。

在内地逢年过节时，互相说句“新年快乐”或“节日快乐”乃人之常情。但在香港，人们习惯讲“恭喜发财”，而不愿说“新年快乐”和“节日快乐”，因为香港人忌讳“快乐”，因其谐音与“快落”相似。过年过节特别忌讳“落”字，尤其是做买卖和上了年纪的人，更是不愿听到他们“快落”之类的话。另外，在香港还有喜“8”厌“4”的习惯。因香港人大都讲广东话，而广东话中“8”与“发”谐音，香港人为了讨吉利，故特别喜欢“8”这个数字。同样，“4”与“死”在广东话中同音，因此香港人都避免用“4”，遇到非说“4”不可时，就用“两双”或“两个二”来代替。

十、澳门

20 世纪以来，澳门逐渐成为世界闻名的赌城，有东方“蒙特卡罗”的美誉。博彩业在澳门有 140 多年的历史，早在 1847 年就已有赌博合法化的法令，澳门博彩业 1961 年起由澳门旅游娱乐有限公司专营，其收入约占全澳门生产总值的三成。

澳门大部分都是华人，离香港又很近，风俗习惯与香港几乎一模一样。不过，由于澳门还有葡萄牙人定居，因而又保留了一些葡萄牙人的风俗习惯，并受天主教和基督教教义的影响。

澳门宗教信仰历史悠久，并具有中西文化交融的特色，除中国本土的佛教、道教及一些民间宗教外，还有从国外传入的天主教、基督新教、伊斯兰教和巴哈伊教等。宗教信徒以及一般善男信女占澳门总人口的大部分，可谓“满天神佛”。在这个土洋结合的社会中，其禁忌也与港、台两地有着相似的内容。受西方基督教文化的影响，普遍忌讳“13”和“黑色星期五”。同时，中国传统文化的深厚底蕴，在禁忌上也有颇多反映。如，视黑白两色为凶色，信风水而忌逆风水行事，行船忌说“翻”、“覆”等。另外，作为世界赌场的澳门，禁说“输”及其谐音字，将“干杯”称“饮胜”，忌“4”等。

十一、台湾

台湾的许多生活习惯、社会风俗与大陆基本相同，保持着闽、粤地区的特征。

台湾民间禁忌有“送巾离根”的说法。按照民俗，办完丧事，送手巾给吊丧者留念，其含义为让吊丧者与死者断绝往来，因此在平时切勿将手巾赠人。忌以扇子赠人，因有“送扇勿相见”的说法，其意是一到深秋，扇即抛弃不再利用。忌以剪刀赠人，因为“一刀两断”，含“永别”之意。忌以伞赠人，台湾话“伞”与“散”同音，“雨”与“给”同音，因此“雨伞”与“给散”谐音。台湾有丧家既不蒸甜果，也不包粽子之忌。倘以甜果或粽子送人，即把对方视作丧家，为不祥之兆。吃饭时，忌把筷子插在饭碗中央，忌用筷子敲碗；忌拔白发，认为会愈拔愈多；

忌拔脚毛，认为拔了会见到鬼；忌夜晚洗头发，认为洗了会中风等。

港、澳、台地区历来为中国领土，由于历史原因，它们较长时间离开了祖国的怀抱，因而习俗与内地有所不同。按摩师对此应有必要的了解，为来自这些地区的人服务时，除了更加周到热情外，还必须尊重他们的习俗和风尚。

第四节　客源国风俗习惯举例

一、亚洲国家

亚洲的一些客源国风俗习惯已在第三章第八节中有所涉及，下面再补充介绍一些有关情况。

（一）韩国

韩国人待人热情而有礼貌。与客人见面时，习惯以鞠躬并握手为礼。女子施鞠躬礼，一般不与男子握手。

韩国人自古以来有尊老、敬老的优良民间传统，赡养、敬重老人被视为一种美德。路遇长辈均鞠躬问候，并主动让其先行。韩国人主要信奉佛教、基督教、儒教、天道教等，对白色倍加喜爱。

韩国禁忌较多，如逢年过节不说不吉利的话；阴历正月头3天不扫垃圾，否则一年财运不佳；生肖相克忌婚，婚期忌单日；忌讳与“死”字同音的字，如“私”“师”“事”“四”等，认为不吉利；还忌讳别人在自己面前擤鼻子、吐痰、掏耳朵或衣着不整齐，认为这些是极其不礼貌的举止。

（二）泰国

泰国人多数信仰佛教。佛教是泰国的国教，泰国男子在20岁左右，都要当一次和尚，这是泰国特有的国俗民风，不当和尚，会被人瞧不起。泰国和尚不戒食肉。泰国人特别喜欢大象，尤其珍爱白象，认为大象是吉祥的象征，被视为国宝。泰国人偏爱蓝色，认为蓝色象征“安定和永恒”。荷花也备受泰国人喜爱，泰国人常借荷花来赞美人的气节。“9”是泰国人喜爱的数字。

泰国人与朋友见面时，通常施合十礼，即将手合十于胸前，头稍稍低下，还礼也须双手合十。地位低或年轻的人应主动向有地位、年纪大的人致合十礼，如对对方特别尊重，那么双手举得也高。泰国人特别忌讳触摸别人头部，认为这是对人的极大侮辱，忌讳左手服务，认为不干净。

（三）日本

日本人在社交活动中，常爱使用谦虚的语言。见面时多行鞠躬礼，有时也行握手礼。一般穿西服，但最喜爱的是和服。女子在过“成人节”、举行婚礼和参加隆重仪式时穿和服。日本人在遇到吉事送礼时，喜黄色或白色；在遇到不幸送礼时，惯用黑色或灰色。此外，日本人极其喜爱白色，将其视为纯洁的象征，同时还青睐黄色。日本人喜欢乌龟和鹤，认为是吉祥长寿的象征，还能给人以生存的喜悦和安全感。

日本人大多信奉神道和大乘佛教。忌讳的东西很多，如忌讳绿色，认为绿色是不祥之色；不喜欢紫色，认为紫色是悲伤的颜色。忌讳“4”字，送礼特别忌讳“9”字。忌讳触及别人的身体，认为是失礼的行为。

二、美洲国家

（一）美国

美国人与人之间的交往比较随便，不拘礼节，平时见面，一声“哈罗”、一个微笑，打个招呼即可。但在正式场合也注重礼节。

1. 握手

握手是普通的见面礼，一般来说，男女之间应是女方先伸手，长幼之间是长者先伸手，上下级之间是上级先伸手，宾主之间是主人先伸手。握手时应注视对方，摘下手套；人多时不可交叉握手；女性彼此见面时可不握手。

2. 称谓

美国人相互之间习惯于直呼其名，以缩短彼此之间的距离，并视此为亲切友好的表示。美国人从不用行政职务称呼别人，也很少用正式的头衔称呼别人。正式头衔一般只用于法官、高级政府官员、军官、医生、教授和高级宗教人士。

3. 谈话

在美国，个人利益是神圣不可侵犯的，这一准则渗透在美国人社会生活的方方面面。人们在日常交谈中不涉及个人私事，如年龄、婚姻、收入等问题。与人交谈时应掌握恰当的距离，一般相距 50 厘米为宜，在公共场所排队也要保持一定距离。

4. 社交惯例

在社交场合男子要谦让，遵循女士优先的惯例；约会、做客均要事先安排，尽量提前预约。美国人不随便送礼，只有在朋友生日、结婚或节日才送礼品，鲜花、贺卡、糖果、巧克力都是很好的礼品，不必追求高档次。礼品太贵重，会有行贿之嫌。收到礼物，要当面打开并表示感谢，如果放在一边，置之不理是很不礼貌的行为。

5. 禁忌

美国人非常忌讳“13”这个数字，认为不吉利，以至在美国许多高层建筑物没有 13 层楼，门牌标号也见不到“13”。美国人对星期五也抱有恐惧心理，如果星期五碰巧又是 13 号，他们会格外小心，决不轻举妄动。

（二）加拿大

加拿大人好客、友善，处世随和，易于接近，注重礼貌而又不拘繁琐礼节，但也有一些特殊忌讳。

1. 见面

通常，人们初次见面、朋友间分别和久别重逢时行握手礼，亲友间还要拥抱和亲吻面额。熟人见面一般直呼其名，以示亲近友善，但见长者和尊者要使用尊称。

2. 拜访

在拜访前，应先预约，切不可不打招呼就去加拿大人家里或办公室拜访，即使是朋友也不妥。另外，赴约应准时。在办公室拜访时应抓紧时间，办完事就应告辞。

3. 送礼

加拿大人喜欢在节庆和私人庆祝中互赠礼物，一般不在乎礼物的经济价值。常送的礼品有鲜花、酒、笔、表、钟和木制纪念牌等。因事拜访或平常到朋友家做客，一般不送礼。如果是初次拜访，最好给女主人和孩子带上点礼物。如果是参加别人的生日、婚礼、升迁或告别等聚会，除可送礼外，最好送上一张签名的贺卡。送礼时要当面交给女主人，主人应当面打开礼物包装并致谢；送礼时不要送白色的百合花，因为百合花在加拿大是丧花。

4. 交谈

在与人交谈时，要选择双方都感兴趣的话题，如暂时没有，也可谈谈天气。加拿大人喜欢谈政治，特别是本国政治。但关于加拿大政治、文化的一些敏感话题，不要随便表态，更不可拿加拿大与美国做比较。

（三）巴西

巴西人具有尊敬老人的民族美德，每年 8 月的第二个星期日为父亲节。这一天巴西举国同庆，青年人举办聚会并邀请老人们参加，向老人们献花、送礼，与老人们共进丰盛的午餐，报刊杂志也会登载尊敬老人的事迹。

巴西的印第安人在接待客人时有一种特殊的礼仪，即沐浴礼。他们认为，招待客人的最好礼节是邀请客人到河里洗澡，洗澡的次数越多，表示对客人越尊敬。

三、欧洲国家

（一）英国

英国人请客吃饭一般安排在晚上，邀请的方式可以通过手写请柬、印刷请帖或电话等形式。如果晚餐很重要，最好用书面形式发出邀请，并使被邀者提前两三个星期收到请帖。作为被邀请者，一旦定下来，如无重要原因不要爽约。

晚宴一般在晚上 9 点钟开始。一旦主人定了时间，客人最好不要迟到，否则会使主人和其他客人等候过久大扫兴致。

席间服务时应从最年迈、最重要的女宾开始。空盘应从宾客左侧递放，然后由左按顺序将空盘一一递放在每个客人的左侧。当然，若在熟悉的朋友之间便不必这么拘于礼节了，空盘可以传递给自己右边的客人。

与友人共餐不仅是为了吃东西，更重要的是沟通情感，因此沉默寡言是失礼的表现。除疾病外，其他都可以作为交谈的话题。

（二）法国

法国人尊重妇女，故以“殷勤的法国人”著称。在法国社交场合，处处体现着“女士优先”的原则。

法国人讲文明、重礼貌，“请”、“对不起”、“谢谢”等随时都挂在嘴上，尤其是“谢谢”二字，即便是小孩子帮父母做点儿事，父母也要说声“谢谢”。

法国人热情，与人萍水相逢，也会亲热交谈，但其许诺却很少兑现。他们愿与外来人交往，但邻里间却很少往来。朋友聚会往往安排在餐馆或咖啡馆，很少请人到家中做客。一旦到法国人家中做客，千万不要用餐巾擦拭餐具，这样做是对主妇的莫大侮辱；做客时可送给主人一些礼物，不一定要讲究、贵重，但应精心包装；鲜花是备受欢迎的礼物，不过红玫瑰、黄色的花（如菊花）却万万不可送。还有，应尊重法国人的隐私权。

（三）德国

德国是个礼仪之邦，人们普遍讲究公共道德。在公共场所，遵守秩序、互相谦让、尊重老人和妇女儿童已成为德国的传统美德。在机场、火车站等需要排队等候时，人们会自觉遵守秩序。即使在无信号灯的人行道处，机动车遇有行人过路时仍会自动停车让行人先行。在日常生活中，人们相见互相问候，并握手致意。熟人在分别较长时间重逢时亦可相互拥抱。“女士优先”的原则体现在各个方面。

如果想拜访某人或到别人家做客，应事先约定时间，到他人房间须先敲门，得到同意后方可进入。鲜花和葡萄酒是较通用的礼品。在公共场所不得大声喧哗，否则会遭他人反感。

（四）意大利

意大利人非常讲究礼貌，朋友、邻居、师生见面都要相互问候。意大利人也非常乐于助人，当有人问路时，他们会非常乐意指路、带路。同样，意大利人也非常讲究公共道德，在公共汽车上，为老人让座的现象随处可见。意大利是一个天主教势力很大的国家，按天主教的传统，婚礼应在教堂举行，但现在到市政厅登记结婚的人也越来越多，因为在教堂结婚的人很难离婚。

意大利人很重视自己的生日。每逢生日，往往邀请亲朋好友到家中热闹一番。生日聚会的习俗与其他国家相同。

（五）俄罗斯

在俄罗斯，主人以“面包和盐”接待客人，这是对客人的最高敬意和最热烈的欢迎。亲吻是俄罗斯人的重要礼节。亲吻是挨面颊两次，一般先右后左。在介绍人们相识时，一般先介绍女性，尊重女子是俄罗斯人的社会风尚。

传统俄罗斯人的婚姻习俗颇为繁多。说媒时讲究单日，忌讳星期三、星期五和12号。相亲时祷告，结婚时摆“门形”婚宴，婚礼上唱歌跳舞。

（六）西班牙

称呼西班牙人时，一般可称“先生加父姓”、“夫人加夫姓”，但称呼未婚女性必须称“小姐加姓名”。宴请与约会时应提前用电话通知。在正式场合会见西班牙人，男士应穿黑色皮鞋，女士应戴耳环。西班牙盛行“女士优先”原则。他们注重个人隐私，一般不能询问别人的年龄、收入、婚否、宗教信仰和政治派别。西班牙人不愿谈论宗教、家庭和个人工作。路上相遇，不得询问到何处去、去干什么。西班牙人视斗牛为“国粹”，不能容忍外国人对此发表批评性意见。1836～1838年的西班牙内战是西班牙的敏感话题，要注意回避。

西班牙人个人自尊心、荣誉感比较强烈，与他们打交道应避免损害其面子的言论。与西班牙人初次见面，不宜送礼物，但赴家宴需向主人送礼。常送礼品有酒、巧克力、工艺品等，一般不宜送鲜花，不要送太个性化的物品。礼物要一进门就递给主人，礼品须包装。主人收到礼品要马上打开并加以赞赏。西班牙人忌讳大丽花和菊花图案，视其为死亡象征。他们不喜欢中国传统山水、仕女图案，不喜欢大红大朵图案。他们无主动敬烟的习惯，但允许向别人索烟。

四、非洲国家

（一）埃及

埃及人的生活习俗融合了古法老遗俗和伊斯兰教规，因此其很多礼仪与阿拉伯国家相同。埃及人认为“右比左好”，右是吉祥的，做事要从右手和右脚开始。握手、用餐、递送东西都必须用右手，穿衣先穿右袖、穿鞋先穿右脚、进入家门和清真寺先迈右脚。因为“方便”和做脏活时都用左手，因此左手被认为是不干净的。用左手与他人握手或递东西是极不礼貌的，甚至被视为一种污辱。

在埃及人面前尽量不要打哈欠或打喷嚏。如果实在控制不住，应转脸捂嘴，并说声“对不起”。埃及人讨厌打哈欠，认为哈欠是魔鬼在作祟。

埃及人喜欢绿色和白色，讨厌黑色和蓝色。

（二）南非

南非民族成分复杂，生活习俗各异。祖鲁族是南非最大的部落民族，绝大多数祖鲁人从事农业及畜牧业，以玉米为主食。牛是财富的象征，每逢节庆都要宰牛祭祖，将牛头放在屋顶上，以示永不忘本。娶亲必须用牛做聘礼，送给新娘的父亲，然后才能娶回妻子。祖鲁人盛行一夫多妻制。

五、大洋洲国家

（一）澳大利亚

在正式场合，称呼澳大利亚人一般用全称，有时还要冠以先生、女士、小姐等称谓。非正式称呼一般称先生、夫人、小姐加上姓。对不了解婚姻状况的女子多称小姐或女士。对地位较高者和年长者多称先生或夫人。在家人和亲朋好友之间，通常直呼其名或名的昵称。对服务人员一般可称呼其身份，也可称服务人员为先生、夫人或小姐。

澳大利亚人习惯以握手表示友谊，但在亲朋好友之间通常以吻礼或贴面表示感情。介绍时一般先介绍长者或地位高者。

（二）新西兰

新西兰的欧洲和亚洲移民均保持各自传统的风俗习惯。生活在城市里的毛利人仍然继承了毛利人的传统文化，非常尊敬长者。毛利语在部分地区也很通行。毛利人非常重视他们的传家之宝，如权杖、绿玉项链等，深信其中藏有先辈的灵气。毛利人能歌善舞，擅长雕刻。他们接待客人的最高礼仪是碰鼻礼。新西兰的国鸟是几维鸟，故新西兰人常称自己为“几维”。

综上所述，在不同国家、不同民族、不同宗教信仰的人之间，存在着巨大的文化差异。按摩师在服务过程中，应当遵从不同习俗，尊重他人人格。一个优秀的按摩师要不断学习和了解本民族之外的风俗习惯，以使自己的知识更加丰富、充实。同时，由于社会的快速发展，人类自身的繁衍变迁，人们的习俗风尚也在发生变化，这又要求按摩师应不断调整自身的知识结构，增强与提高适应社会的能力。

第五节　按摩师常用英语

一、相关知识

盲人按摩师经常会接待前来按摩的外宾。掌握基本的英文词汇和句型，才能为这些宾客提供更好的服务。下面列出了常用按摩专业英语对话100句，以供按摩师学习并在工作中使用。

1. What is bothering you ? /What is your trouble?

您哪儿不舒服？

2. I often have headaches.

我常常头痛。

3. What are the symptoms?

您有什么症状？

4. Sometimes my head is giddy. /I feel dizzy.

我有时头晕。/我觉得头晕。

5. Where are the pains?

您哪儿痛？

6. I often have back pain.

我常常背痛。

7. Are there any other symptoms?

还有其他症状吗？

8. I often suffer from lower back pain.

我常常腰痛。

9. How long have you been ill?

您病了多久了？

10. There is something wrong with my headache.

我头痛，一定出了些毛病。

11. I went to the hospital for a check-up this morning.

今天早上我到医院去做了一次检查。

12. How about your appetite today?

今天你的胃口怎么样？

13. The doctor gave me a chest X-ray and took my blood pressure.

医生给我做了X光胸透，并且量了我的血压。

14. The doctor wanted me to take these pills every six hours.

医生要我每6个小时服一次药片。

15. Do you think the patient can be cured?

您认为这个病人能治好吗？

16. My father had a heart attack last night.

我父亲昨天晚上心脏病发作了。

17. We'll give you an injection to bring down the temperature.

我们将给您注射让您的体温降下来。

18. Take the pills twice a day, once in the morning and once in the evening.

每日服2次药片，早、晚各一次。

19. It is better for your condition with Massage treatment.

用按摩疗法治您的病效果较好。

20. Massage treatment is effective for many illnesses.

按摩治疗对许多病症都有效。

21. Do you have any palpitations?

你有心悸现象吗？

22. Let me examine you.

让我给你检查一下。

23. Where is your injury?

你伤在哪了？

24. It's swollen and rather painful.

它肿了并且很疼。

25. It's not broken，just a sprain.

没有骨折，只是扭伤。

26. The pain and swelling will be alleviated.

疼痛和肿胀会缓解。

27. Does the pain spread to any other area?

疼痛放射到其他地方吗？

28. Do you have fever?

你发烧吗？

29. Do you feel nauseous?

你恶心吗？

30. When did the pain start?

什么时候开始疼的？

31. It could be a slight sprain.

可能是轻微的扭伤。

32. Let me take your temperature/blood pressure.

让我量一下体温/血压。

33. Let me look at your tongue.

让我看一下你的舌头。

34. Could you give me an examination?

能给我做个检查吗?

35. I had a heavy cough last night.

我昨晚咳得很厉害。

36. I feel fever.

我有点儿发烧。

37. I have been sneezing all day.

我打了一天喷嚏。

38. I have a stuffed-up nose.

我鼻子不通气。

39. I feel pain on the back/ in the tummy.

我感觉背疼/肚子疼。

40. I can't lift my left arm.

我的左臂举不起来了。

41. We provide guests with a free bathing gown and slippers.

我们为宾客提供了免费的浴衣和浴鞋。

42. During the course of the massage, you may experience some pain, numbness and distension. This is normal.

在按摩当中，你会有痛、麻和胀的感觉，这都是正常的。

43. Does it painful?

疼不疼?

44. The force is too heavy. I can't bear it.

力度太大了，我承受不了。

45. A massage should not be performed within two hours after a meal.

饭后两小时内不能做按摩。

46. Never begin to massage with cold hands until they are warm after rubbing each other.

不要用凉手做按摩，应先把双手摩擦变热。

47. After an hour's foot massage, you will feel your feet become much warmer than ever, and you will be healthier all over.

经过一小时的足底按摩，你会感觉你的脚比以前温暖许多，并且会增强你的体质。

48. Generally Speaking, foot massage starts from the toes to the sole, from the left foot to the right one.

通常说来，足底按摩是从脚趾到脚跟，从左脚到右脚。

49. How long will the massage take?

按摩要用多长时间？

50. Please relax, close your eyes and breathe calmly.

请放松，闭上眼睛并慢慢呼吸。

51. I'd like to have a facial massage. How much do you charge?

我想做一下面部按摩。你们怎么收费？

52. Let me hang up your coat. Please lie down on this bed.

我帮你把外衣挂上。请躺在这张床上。

53. Please close your eyes and relax.

请闭上眼睛，尽量放松。

54. I always feel my eyes are distending.

我总是感觉眼睛发胀。

55. Course of treatment, once a day, six times a course; with an interval of three to five days between courses.

疗程：每日 1 次，6 次 1 疗程。各疗程之间隔 3～5 天。

56. Flatly push the neck and back till they become penetratedly hot.

平推颈背部，以热深透为度。

57. Does the hotel offer massage service? /Do you have a massage here in the hotel?

宾馆里有按摩服务吗？

58. Please give me a body massage.

请给我做一个全身按摩。

59. The health care center is open from 6 a.m. to 11 p.m. every day.

保健中心每天早晨 6∶00 到晚上 11∶00 开放。

60. Chinese massage treatment is extremely good for tired joints.

中医按摩对疲劳的关节很有好处。

61. Acupuncture is a heritage and development of traditional Chinese medicine. It has a history of more than

2000 years.

针灸是中医的一个继承和发展，它有 2000 多年的历史。

62. To strengthen the body resistance and eliminate pathogenic factors.

加强机体抵抗力，消除致病因素。

63. Chinese massage has been accepted and become more and more popular in the world, just for it's a safe, effective, comfortable, harmless and non-side-effect therapy.

中医推拿被世界接受并越来越受欢迎，正是因为它的安全、有效、舒适、无害和无副作用的治疗特点。

64. I am always tired. /I am tired all the time. My whole body is weak.

我总是疲乏无力，浑身没劲。

65. Do you have a cough?

你咳嗽吗？

66. Are you short of breath?

你呼吸有气短现象吗？

67. How are you feeling today?

你今天感觉怎么样？

68. I fell down from the ladder and twisted my ankle. It's swollen and rather painful.

我从梯子上摔下来扭伤了脚踝。它肿起来了，很疼。

69. There's nothing serious. It's not broken but just sprained.

问题不大，没有骨折，只是扭伤。

70. I have a serious stomachache. I can not eat anything at all.

我的肚子很疼，疼得吃不下东西。

71. Could you tell me exactly where the pain is, the upper part or the lower part? Right or left?

告诉我具体的疼痛位置，是上腹部还是下腹部？右侧还是左侧？

72. What kind of pain it is? Is it fixed or moving?

是哪种痛？是固定在一个部位，还是在移动？

73. It (the pain) doesn't move, but stays at the same placc.

疼痛不移动，而是固定在一个位置。

74. Is the pain constant?

疼痛持续不断吗？

75. No, it comes and goes.

不是，时有时无。

76. Have you had it before?

以前发作过吗？

77. Have you had any head injuries?

以前头部受过伤吗？

78. Could you describe the problem exactly?

能否描述得具体一些？

79. I think you have got a fever. Have you taken your temperature?

我想你是发烧了，你量过体温吗？

80. You'd better get plenty of rest and drink lots of water.

你最好多休息，多喝水。

81. Could you tell us something about self-massage?

你能告诉我们一些自我按摩的方法吗？

82. Sure. Speaking of self-massage，I can introduce you a simple form of self-massage——rubbing the stomach.

当然。提到自我按摩，我可以给你介绍一种简单的自我按摩方法——腹部按摩。

83. Please look at me and follow what I do. You may do the exercises in either sitting or lying position. In the sitting posture，hold your trunk upright.

请看并跟我学。你可以采取站姿或坐姿。坐着的时候，躯干要挺直。

84. Rub around your navel clockwise 18 times.

顺时针按摩肚脐周围18次。

85. How are you feeling now?

你现在感觉怎么样？

86. You need an injection.

你需要打针。

87. Don't overdo things. Have a good rest.

不要过度劳累，好好休息。

88. Don't worry. It's quite a common condition and should clear up in a few days.

不要担心。这是常见病，没几天就会好的。

89. I'm glad your feet have responded to the treatment.

治疗对你的脚有效，我很高兴。

90. Please keep still for a moment.

请保持这个姿势一会儿。

91. This will not hurt you.

不会弄疼你的。

92. Please lie on your face on the tummy.

请趴在床上。

93. Please turn over and lie on the back.

请翻身，仰卧。

94. Roll over onto the left/right side.

请左侧/右侧卧。

95. Don't hurry. Take your time.

不要着急，慢慢来。

96. OK. You can close your eyes and take a nap。

好的。你可以闭上眼睛，好好睡一觉。

97. Your pulse is uneven. I think all the problems are caused by the cold.

你的脉搏不稳，我想这些问题都是由感冒引起的。

98. Manipulation used in the massage can be classified into two categories：those promoting the circulation of qi and blood and those smoothing the meridians and collaterals.

按摩的手法可以归为两类：一类是促进气血循环，一类是缓和气血循环。

99. I'll keep up with this pressure. If you feel any pain, just ask me to stop. I can help you judge if you have any problems.

我会保持这个力度，如果你感到什么地方特别疼，请要我停下来。我可以帮你判断你是否有病。

100. Could you feel my pulse and see if I'm all right?

你能帮我把把脉，看看我是否正常吗？

二、常用按摩专业术语

（一）常用按摩名词

1. 按摩　massage
2. 保健按摩　healthcare Massage/keep-fit massage
3. 医疗按摩　therapeutic massage
4. 推拿　massage
5. 针灸　acupuncture
6. 康复　healing/rehabilitation
7. 足浴　foot massage
8. 美容　facial care
9. 减肥　weight reduction
10. 药浴　medicated bath therapy
11. 推油　oil pushing
12. 踩背　back trampling
13. 指压　acupressure
14. 双足同步按摩　simultaneous massage for both feet
15. 桑拿药足浴　sauna & foot-bathing

16. 港台式足浴　feet massage in the Hongkong & Taiwan style

17. 古典式足浴　feet massage in the classical style

18. 中式经络按摩　Chinese Meridian and collateral massage

19. 药熨按摩　massage with medicated bag

20. 防衰按摩　age-resistance massage

21. 日式油压　Japanese acupressure with oil

22. 椅式按摩　chair massage

23. 中式按摩　traditional Chinese massage

24. 泰式按摩　massage in the Thailand style

25. 韩式松骨按摩　massage in the South Korean style

26. 印度草药按摩　ayurvedic massage

27. 小儿推拿　Massage for Children

28. 多功能牵引　multi-function traction

29. 盲人按摩　massage by the blind

30. 日式指压　shiatsu

31. 港式踩背　back trampling in HK style

32. 淋巴排毒保健按摩　lymph drainage massage

33. 热石疗法　hot stone therapy

34. 整脊疗法　chiropractic massage

35. 反射疗法　reflexology

36. 香熏耳烛　aroma ear candles therapy

37. 药酒　medicated wine

38. 修脚　pedicure

39. 修手　manicure

40. 采耳　ear clearing

41. 火罐　cupping/jar therapy

42. 刮痧　scraping/guasha treatment

43. 全身保健按摩　whole-boby healthcare massage

44. 足底保健按摩　thenar healthcare massage

45. 色彩疗法　colortherapy

46. 音乐疗法　musictherapy

47. 触觉疗法　tactiletherapy/touch therapy

48. 芳香保健　aromatherapy

（二）常用按摩手法

1. 摩擦类　rubbing category

2. 推法　pushing

3. 抹法　slipping/wipping

4. 摩法　circular kneading

5. 擦法　rubbing/linear-rubbing

6. 搓法　palm twisting/rubbing with two palms

7. 挤压类　squeezing-pressing category

8. 按　press

9. 点　perss with fingers

10. 拨　plucking/pulling

11. 拿　grasping

12. 捻　finger twisting/holding twisting

13. 摆动类　swaying category：

14. 揉法　kneading

15. 㨰法　rolling

16. 一 指 禅 推 法　thumb waving pressing/Dhyana-

thumb-pushing

17. 振动　vibrating category
18. 抖法　shaking
19. 振法　vibrating
20. 叩击　tapping knocking category
21. 拍法　patting
22 叩法　tapping
23. 击法　beating / knocking

（三）常见腧穴

1. 腧穴　shuxue
2. 百会　baihui
3. 涌泉　yongquan
4. 风池　fengchi
5. 印堂　yintang
6. 内关　neiguan
7. 中府　zhongfu
8. 尺泽　chize
9. 列缺　lieque
10. 商阳　shangyang
11. 手三里　shousanli
12. 曲池　quchi
13. 天枢　tianshu
14. 足三里　zusanli
15. 神门　shenmen
16. 京门　jingmen
17. 委中　weizhong

（四）常用按摩介质、器具

1. 滑石粉　talcum powder

2. 红花油　Chinese medicated oil for bone injury

3. 清凉油　Chinese refreshing ointment

4. 精油　essential oil

5. 按摩膏　massage cream

6. 按摩油　massage oil

7. 按摩棒　massage sticks

8. 按摩锤　massage knockers

9. 按摩枕　massage pillows

10. 按摩靠垫　massage cushions

11. 按摩椅　massage chairs

12. 按摩床　massage tables

（五）经络

1. 手太阴肺经　the lung channel of hand-taiyin

2. 手阳明大肠经　the large intestine channel of hand-yangming

3. 足阳明胃经　the stomach channel of foot-yangming

4. 足太阴脾经　the spleen channel of foot-taiyin

5. 手少阴心经　the heart channel of hand-shaoyin

6. 手太阳小肠经　the small Intestine channel of hand-taiyang

7. 足太阳膀胱经　the urinary bladder channel of foot-taiyang

8. 足少阴肾经　the kidney channel of foot-shaoyin

9. 手厥阴心包经　the pericardium channel of hand-jueyin
10. 手少阳三焦经　the sanjiao channel of hand-shaoyang
11. 足少阳胆经　the gall bladder channel of foot-shaoyang
12. 足厥阴肝经　the liver channel of foot-jueyin

（六）常见症状

1. 头痛　headache
2. 眩晕　blackout/vertigo
3. 鼻塞　the snuffle
4. 目胀　distension in eye
5. 胸闷　chest stuff
6. 食欲不振　inappetence
7. 精神疲劳　mental fatigue
8. 失眠　insomnia
9. 半身不遂　hemiparalysis / hemiplegia
10. 冻疮　chilblain
11. 牙痛　toothache
12. 腹泻　diarrhea/diarrhoea
13. 便秘　constipation
14. 神经衰弱　nerve-tire / neurasthenic
15. 中暑　heat stroke
16. 耳鸣　tinnitus
17. 晕车（船）　car-sickness/sea-sickness
18. 营养不良　malnutrition
19. 落枕　torticollis / stiff neck
20. 颈椎病　cervical spondylopathy
21. 肩周炎　scapulohumeral periarthritis

22. 网球肘 tennis elbow/lateral humeral epicondylitis

23. 腕关节扭伤 sprain of the wrist joint

24. 胸椎小关节错缝 subluxation of the small joints of the thoracic vertebra

25. 背部肌筋膜炎 facilities of back muscles

26. 急性腰扭伤 acute strain of lumbar muscles

27. 慢性腰肌劳损 chronic strain of lumbar muscles

28. 腰椎间盘突出症 lumbar intervertebral disc protrusion

29. 骨骼关节扭伤 sprain of the sacro-iliac articulation

30. 梨状肌综合征 piriformis syndrome

31. 髌骨软化症 chondromalacia patellae

32. 膝关节骨性关节炎 osteoarthritis of knee joint

33. 髌下脂肪垫劳损 strain of the fatty pad under patella

34. 踝关节扭伤 sprain of the ankle joint

35. 跟痛症 heel pain syndrome

36. 呃逆 hiccup

37. 胃脘痛 stomachache pain

38. 慢性腹泻 chronic diarrhea

39. 面瘫 facial paralysis

40. 骨盆骨折 fracture of pelvis

41. 髋关节脱位 dislocation of coax-joint

42. 膝关节韧带骨折 ligamentous fracture of knee joint

（七）其他常用术语

1. 解剖学　anatomy

2. 生理学　physiology

3. 病理学　pathology

4. 外伤学　traumatology

5. 运动解剖学　exercise anatomy

6. 运动生理学　exercise physiology

7. 运动医学　sports medicine

8. 运动创伤学　sports traumatology

9. 运动生理病理学　sports physiopathology

10. 运动生物力学　Kinetic biomechanics

11. 中医基础理论　basic theory of Traditional Chinese Medicine

12. 神经系统　nervous system

13. 骨骼和肌肉系统　skeletal system and muscular system

14. 循环系统　circulatory system

15. 呼吸系统　respiratory system

16. 消化系统　digestive system

17. 泌尿系统　urinary system

18. 内分泌系统　endocrine system

19. 生殖系统　genital system

三、按摩院对话示例

A Japanese Tourist Comes to a Massage Parlor
来按摩院的一位日本观光客

Customer：Excuse me，is there anybody here?

客人：打扰了，有人在吗?

Proprietress：Yes，can I help you?

老板：在，我能为你效劳吗?

Customer：Do you have a masseur here?

客人：你们这里有没有男按摩师?

Proprietress：We only have girls giving massages here.

老板：我们这里的按摩师都是女的。

Customer：Could you ask one of the stronger girls to give me a massage?

客人：能不能请一位力气较大的女孩替我按摩?

Proprietress：OK. This way please.

老板：好的，您请这边走。

(*The customer goes into room No.1，and takes off his shirt and his shoes，lie down on the bed. The masseuse，who is wearing a white uniform，first uses alcohol to disinfect her hands.*)

(客人进一号室，将上衣和鞋子脱下来，躺在床上。负责的女按摩师穿着白衣，先用酒精将手消毒。)

Masseuse：Good evening! How are you tonight?

女按摩师：晚安！您好！

Customer：Good evening！I've been in Beijing a week，traveling around to different places，going here and there. Now I'm tired. Give me a good massage，OK？

客人：晚安！我到北京已经一个星期了，每天到处跑，现在觉得很累，请好好给我按按，好吗？

Masseuse：All right.

女按摩师：好的。

Customer：My shoulder and waist are very stiff. Please use a little more strength.

客人：我的肩膀和腰都很硬，请多用点力气。

Masseuse：Is this much OK？

女按摩师：这样好吗？

Customer：OK，you've got a lot of strength.

客人：可以。你的力量相当大。

Masseuse：It looks like you've really used to getting massages.

女按摩师：你看起来好像习惯按摩的样子。

Customer：You're right. I've been receiving massages now for 10 years.

客人：不错，我让人按摩已经有十几年了。

Masseuse：Is this your first massage in Beijing？

女按摩师：这是你到北京的第一次按摩吗？

Customer：Well，I had three massages in the hotel before，but they didn't use enough strength so I wasn't satisfied.

客人：嗯，以前在旅馆曾按过3次，但因力气都不够，所以并不怎么满意。

Masseuse：Do you want me to massage a little harder?

女按摩师：你要我力量再大一点吗？

Customer：OK. Looks like you are quite experienced. You're pretty good.

客人：好的。看你好像是个资深按摩师。你按得相当好。

Masseuse：I graduated 10 years ago from the school for the Blind, but my hands are still not what they should be.

女按摩师：我10年前于启明学校毕业，但是手法还是不太熟练。

Customer：Your fingers are hitting just the right spot, and it feels great. Could you stress that muscle a little more for me, please?

客人：你的指头按得恰到好处，所以觉得很舒服。那条筋能不能替我拉一下。

(*The masseur has finished massaging the shoulders, and has now started working on the neck.*)

(客人的肩膀已经按好了，现在开始按头部)

Masseuse：Now I'm going to work on your head. Please give me your towel.

女按摩师：现在我要按头部，请把毛巾递给我。

Customer：I've got too much hair oil. Forget it.

客人： 头上涂了太多的发油，我看不用按了。

Masseuse： OK!

女按摩师： 好的!

(*After this, she starts to work on his arm.*)

(接着按摩师就开始按手臂)

Customer： My arm is not sore. Massage it a little. You might work on my thumb. I hurt it playing basketball.

客人： 手臂不怎么酸，简单按一下就好了。我的拇指有一次打篮球时受了伤，你按一按。

Masseuse： OK. I see.

女按摩师： 好的，我知道了。

(*After she finishes massaging the arms, the masseuse is going to start to work on the waist.*)

(按摩师将客人的手臂按完了就开始按腰部。)

Customer： I hurt my waist four or five years ago when I was in a baseball game, and from then on the weather has affected it. Hence I've received massages, but it can't be easily cured.

客人： 我在四五年前参加棒球比赛时扭伤了腰，所以从那时起，每当天气转变时就会感到疼痛。因此都请人按摩，但是不容易根治。

Masseuse： So? When you squat or turn over, do you have any sensation?

女按摩师： 那么，是这样子吗？当你蹲下或翻身时有感觉吗？(会不会觉得痛?)

Customer： Yes，especially when I get up in the morning.

客人： 有，尤其是早上起床的时候。

Masseuse： It often causes sciatica.

女按摩师： 这通常会引起坐骨神经痛。

Customer： It's not so serious now，but it will be if it progresses that far.

客人： 现在还不至于那么严重，但是若继续恶化就有可能了。

（*After finishing massaging the waist and right leg，the masseuse asks the guest to turn over.*）

（按摩完腰部和腿部以后，按摩师让客人翻了个身。）

Masseuse： Would you please turn on this side?

女按摩师： 您可以转向这边吗？

（*According to the directions，the guest turns over. After finishing giving the massage to the left part of the body，the masseuse asks him to lie on his stomach.*）

（客人依照指示转向。按摩师将客人的左半身按完后要求客人俯卧。）

Masseuse： Please lie down on your stomach.

女按摩师： 请您俯卧。

（So the masseuse gives his body a final 10 minutes.）

（按摩师差不多按摩了 10 分钟的时间，就把全身都按摩完了。）

第五章　有关按摩师的法律法规

第一节　法律与行政法规

一、概念

法是由国家制定或认可，反映统治阶级意志的，并由国家强制力保证实施的行为规范的总和，是保护、巩固和发展有利于统治阶级的社会关系和社会秩序，实现阶级专政的工具。

由我国国家机关制定的法律规范有以下5种：

（一）宪法

宪法是我国的根本大法，是国家的总章程，由国家的最高权力机关——全国人民代表大会制定，在所有的法律规范中具有最高的法律效力。

（二）法律

法律是由全国人民代表大会及其常务委员会制定的规范性文件，它的法律地位和效力低于宪法，高于其他法律规范，属于二级大法。例如：《中华人民共和国刑法》、《民法通则》、《刑事诉讼法》、《未成年人保护法》、《保守国家秘密法》等。

（三）行政法规

行政法规是由国家的最高行政机关，即国务院制定的规范性文件，例如：《道路交通管理条例》。行政法规的地位和效力低于法律，高于地方各级权力机关和行政机关制定的法律规范。行政法规在全国范围内有效。

（四）地方性法规

地方性法规是由省、自治区、直辖市的人民代表大会及其常务委员会为了贯彻执行宪法、法律、行政法规，结合本地实际情况和需要制定的法律规范。例如，北京市人大常委会制定的《北京市关于禁止燃放烟花爆竹的规定》、《北京市严格限制养犬的规定》等。地方性法规的地位和效力低于宪法、法律、行政法规，高于规章，只在本行政区域内有效。

（五）规章、标准

规章、标准是国务院各部、委员会和省、自治区、直辖市人民政府制定的法律规范。按照制定的国家机关不同，规章可以分为两种：一种是行政规章，就是由国务院各部、委员会制定的法律规范；再一种是地方规章，是由省、自治区、直辖市人民政府制定的法律规范。标准也有国家和地方两种。

规程、标准虽不及法律、法规的效力，但当法律、法规对某一行业作了规范之后，相关的规程、标准就具有了法律的约束力。例如，依据《劳动法》确立按摩师职业之后，《按摩师职业标准》的颁布就成为指导保健按摩行业教学、技能操作和考核的依据。若不能达标则不能取得职业按摩师的资格证书，就不能从事按摩工作。违规从业人员不受法律保护，有关管理部门对违法执业和从业人员可以实施行政处罚。

二、法律、法规、规章、标准之间的联系与区别

（一）联系

1. 纲目并存，目从于纲

我国以宪法为总纲，其他法律为子纲，依照宪法和法律产生的法规、规章及标准为目。法律、法规、规章、规程、标准构成从属关系，都是依法治国不可缺少的组成部分。

2. 同属于法，具有强制约束力

法律、法规、规章、规程、标准都具有法律效力。它们体现了国家的性质，代表着最广大人民群众的根本利益，具有严肃性、权威性，对各行业的发展和管理及人们的生活秩序具有强制性、约束性、保护性。

（二）区别

（1）法律由人民代表大会或其常务委员会制定、通过并公布执行。规章、规程则由政府及其部门依法制定并颁布。法律、规章、规程产生的层次不同，管辖的效力也不同。按照不同效力等级可分为宪法、法律、行政法规、地方性法规、部门规章和地方政府规章以及从属于法规的各种标准。

（2）国家法律具有高度概括性和原则性，部门规章和地方性法规、地方政府规章具有区域性、针对性和具体性。部门规章、地方性法规和地方政府规章一旦与国家法律有抵触，便自行失去效力。

第二节 残疾人就业条例

第一章 总则

第一条 为了促进残疾人就业，保障残疾人的劳动权利，根据《中华人民共和国残疾人保障法》和其他有关法律，制定本条例。

第二条 国家对残疾人就业实行集中就业与分散就业相结合的方针，促进残疾人就业。

县级以上人民政府应当将残疾人就业纳入国民经济和社会发展规划，并制定优惠政策和具体扶持保护措施，为残疾人就业创造条件。

第三条 机关、团体、企业、事业单位和民办非企业单位（以下统称用人单位）应当依照有关法律、本条例和其他有关行政法规的规定，履行扶持残疾人就业的责任和义务。

第四条 国家鼓励社会组织和个人通过多种渠道、多种形式，帮助、支持残疾人就业，鼓励残疾人通过应聘等多种形式就业。禁止在就业中歧视残疾人。

残疾人应当提高自身素质，增强就业能力。

第五条 各级人民政府应当加强对残疾人就业工作的统筹规划，综合协调。县级以上人民政府负责残疾人工作的机构，负责组织、协调、指导、督促有关部门做好残疾人就业工作。

县级以上人民政府劳动保障、民政等有关部门在各自的职责范围内，做好残疾人就业工作。

第六条　中国残疾人联合会及其地方组织依照法律、法规或者接受政府委托，负责残疾人就业工作的具体组织实施与监督。

工会、共产主义青年团、妇女联合会，应当在各自的工作范围内，做好残疾人就业工作。

第七条　各级人民政府对在残疾人就业工作中做出显著成绩的单位和个人，给予表彰和奖励。

第二章　用人单位的责任

第八条　用人单位应当按照一定比例安排残疾人就业，并为其提供适当的工种、岗位。

用人单位安排残疾人就业的比例不得低于本单位在职职工总数的1.5%。具体比例由省、自治区、直辖市人民政府根据本地区的实际情况规定。

用人单位跨地区招用残疾人的，应当计入所安排的残疾人职工人数之内。

第九条　用人单位安排残疾人就业达不到其所在地省、自治区、直辖市人民政府规定比例的，应当缴纳残疾人就业保障金。

第十条　政府和社会依法兴办的残疾人福利企业、盲人按摩机构和其他福利性单位（以下统称集中使用残疾人的用人单位），应当集中安排残疾人就业。

集中使用残疾人的用人单位的资格认定，按照国家有关规定执行。

第十一条　集中使用残疾人的用人单位中从事全日制工作的残疾人职工，应当占本单位在职职工总数的25%以上。

第十二条　用人单位招用残疾人职工，应当依法与其签订劳动合同或者服务协议。

第十三条　用人单位应当为残疾人职工提供适合其身体状况的劳动条件和劳动保护，不得在晋职、晋级、评定职称、报酬、社会保险、生活福利等方面歧视残疾人职工。

第十四条　用人单位应当根据本单位残疾人职工的实际情况，对残疾人职工进行上岗、在岗、转岗等培训。

第三章　保障措施

第十五条　县级以上人民政府应当采取措施，拓宽残疾人就业渠道，开发适合残疾人就业的公益性岗位，保障残疾人就业。

县级以上地方人民政府发展社区服务事业，应当优先考虑残疾人就业。

第十六条　依法征收的残疾人就业保障金应当纳入财政预算，专项用于残疾人职业培训以及为残疾人提供就业服务和就业援助，任何组织或者个人不得贪污、挪用、截留或者私分。残疾人就业保障金征收、使用、管理的具体办法，由国务院财政部门会同国务院有关部门规定。

财政部门和审计机关应当依法加强对残疾人就业保障金使用情况的监督检查。

第十七条　国家对集中使用残疾人的用人单位依法给予税收优惠，并在生产、经营、技术、资金、物资、场地使用等方面给予扶持。

第十八条　县级以上地方人民政府及其有关部门应当确定适合残疾人生产、经营的产品、项目，优先安排集中使用残疾人的用人单位生产或者经营，并根据集中使用残疾人的用人单位的生产特点确定某些产品由其专产。

政府采购，在同等条件下，应当优先购买集中使用残疾人的用人单位的产品或者服务。

第十九条　国家鼓励扶持残疾人自主择业、自主创业。对残疾人从事个体经营的，应当依法给予税收优惠，有关部门应当在经营场地等方面给予照顾，并按照规定免收管理类、登记类和证照类的行政事业性收费。

国家对自主择业、自主创业的残疾人在一定期限内给予小额信贷等扶持。

第二十条　地方各级人民政府应当多方面筹集资金，组织和扶持农村残疾人从事种植业、养殖业、手工业和其他形式的生产劳动。

有关部门对从事农业生产劳动的农村残疾人，应当在生产服务、技术指导、农用物资供应、农副产品收购和信贷等方面给予帮助。

第四章　就业服务

第二十一条　各级人民政府和有关部门应当为就业困难的残疾人提供有针对性的就业援助服务，鼓励和扶持职业培训机构为残疾人提供职业培训，并组织残疾人定期开展职业技能竞赛。

第二十二条　中国残疾人联合会及其地方组织所属的残疾人就业服务机构应当免费为残疾人就业提供下列服务：

（一）发布残疾人就业信息；

（二）组织开展残疾人职业培训；

（三）为残疾人提供职业心理咨询、职业适应评估、职业康复训练、求职定向指导、职业介绍等服务；

（四）为残疾人自主择业提供必要的帮助；

（五）为用人单位安排残疾人就业提供必要的支持。

国家鼓励其他就业服务机构为残疾人就业提供免费服务。

第二十三条　受劳动保障部门的委托，残疾人就业服务机构可以进行残疾人失业登记、残疾人就业与失业统计；经所在地劳动保障部门批准，残疾人就业服务机构还可以进行残疾人职业技能鉴定。

第二十四条　残疾人职工与用人单位发生争议的，当地法律援助机构应当依法为其提供法律援助，各级残疾人联合会应当给予支持和帮助。

第五章　法律责任

第二十五条　违反本条例规定，有关行政主管部门及其工作人员滥用职权、玩忽职守、徇私舞弊，构成犯罪的，依法追究刑事责任；尚不构成犯罪的，依法给予处分。

第二十六条　违反本条例规定，贪污、挪用、截留、私分残疾人就业保障金，构成犯罪的，依法追究刑事责任；尚不构成犯罪的，对有关责任单位、直接负责的主管人员和其他直接责任人员依法给予处分或者处罚。

第二十七条　违反本条例规定，用人单位未按照规定缴纳残疾人就业保障金的，由财政部门给予警告，责令限期缴纳；逾期仍不缴纳的，除补缴欠缴数额外，还应当自欠缴之日起，按日加收5‰的滞纳金。

第二十八条　违反本条例规定，用人单位弄虚作假，虚报安排残疾人就业人数，骗取集中使用残疾人的用人单位享受的税收优惠待遇的，由税务机关依法处理。

第六章　附则

第二十九条　本条例所称残疾人就业，是指符合法定就业年龄有就业要求的残疾人从事有报酬的劳动。

第三十条　本条例自2007年5月1日起施行。

第三节　公共场所卫生管理条例

公共场所是人们聚众活动的场所，是为了满足公众对生活文化、人际交流的需要而设立，供公众使用的公共设施。它包含两个主体，即劳动者和消费者。

公共场所分为4类，即生活服务类、文化体育设施类、公共福利设施类和公共交通设施类。公共场所的范围大体有：宾馆、饭店、旅社、招待所、酒店、茶座、咖啡馆；浴室、休闲中心、美容美发、保健按摩院（所）；影剧院、录像厅、游艺室、网吧、舞厅、音乐厅；体育场、游泳池、公园、度假村；展览馆、图书馆、博览场所、美术馆；商店、商场、购物中心、书店；农副产品市场、菜市场；候诊室、候机室、候船室、候车室和公共交通车、船、机内。

公共场所的卫生管理，直接影响到人民群众的身体健康。公共场所的卫生状况反映出国家和地区的道德建设、文明程度、卫生标准和管理水平，是展现国民素质的窗口。为了创造公共场所的良好环境，预防疾病、保障人体的健康，必须依法整治公共场所的卫生。

《公共场所卫生管理条例》(以下简称《条例》) 于 1987 年 4 月 1 日由国务院颁布。《条例》的发布充分体现了我国政府对人民群众健康的重视与关怀。1987 年 9 月 15 日卫生部发布了《公共场所管理条例实施细则》，1991 年又对其进行了重新修改，使之更具适用性和操作性。

一、公共场所卫生要求

(一) 室内空气卫生要达到标准

公共场所室内空气依靠自然通风和机械设备保证通风换气，确保空气清新，达到各项指标。

(二) 室内温湿度适宜

公共场所面积大小各异，根据四季变化要对室内温度、湿度、风速进行调节，达到国家有关标准。

(三) 采光、照明良好

公共场所光线要明亮，在室内采光不足的情况下，要实行人工照明，以保护视力并满足健康的需要。

(四) 噪音符合标准

公共场所（如舞厅、歌剧院）的噪音较大，要采取措施减少噪音至规定标准，不能达标的要限期整治。

(五) 用具和卫生设施符合标准

公共用具要定期消毒，及时更换。卫生设施要按规定施工，符合卫生标准。

(六) 用水达到卫生标准

公共场所用水首先要达标。浴池、游泳场所用水也要达到规定的标准；定期换水消毒，保证对人体无害。

二、公共场所从业人员的卫生要求

公共场所的工作人员必须达到3条卫生要求：

（一）实行岗前培训，懂得卫生知识

公共场所负责人和从业人员要完成培训大纲规定的学习内容，掌握有关的卫生法规、卫生知识、卫生操作技能，取得卫生知识合格证方可上岗工作。

（二）身体无传染病，取得健康证方可上岗

服务性公共场所从业人员每天都与宾客打交道，直接为宾客服务。因此，要求所有从业人员从业前要体检，取得健康证方可上岗，以后每年检查一次。传染病患者禁止在某些服务行业（如餐饮业、保健按摩行业等）工作，在其他服务业，则要调离直接与宾客接触的工作岗位。

（三）注意养成卫生习惯，搞好个人卫生

公共场所工作人员必须衣着整洁，衣服勤洗勤换，常修指甲，保持个人卫生。

三、公共场所健康事故上报制度

公共场所的管理单位和工作人员要预防各类事故的发生。因不符合卫生要求，发生污染、传染事故，使消费者中毒、甚至死亡应在24小时内报告，卫生监督部门在接到报告24小时内，会同有关人员进行调查，并将结果和处理意见一周内报送卫生部门并通告事故单位。

四、公共场所的卫生监督

《公共场所卫生管理条例》及其细则中规定，各级人

民政府的卫生行政部门是公共场所法定的监督机构，依法行使管理公共场所的卫生监督职能。

条例规定，公共场所经营单位和个人违反条例下列规定之一的，卫生监督机构可以视情节轻重给予警告、罚款、停业整顿、吊销《卫生许可证》等行政处罚。

（1）卫生质量不符合国家卫生标准和要求而继续营业的。

（2）未取得《健康合格证》而从事直接为宾客服务的。

（3）拒绝卫生监督的。

（4）未取得《卫生许可证》而擅自营业的。

对造成中毒事故的单位和个人，应对受害人赔偿，致人死亡或残疾，构成犯罪的，由司法机关追究其刑事责任。

第四节　治安管理有关法律法规

《中华人民共和国治安管理处罚法》由中华人民共和国第十届全国人民代表大会常务委员会第 17 次会议于 2005 年 8 月 28 日通过，自 2006 年 3 月 1 日起施行。

所谓治安管理，是指依据《宪法》，为了建立和维护正常的社会治安秩序、保障社会生活的正常进行，通过公安机关依据法律、依靠人民群众进行治安管理的活动。我国的治安管理是行政管理的重要组成部分，具有法制性、强制性、群众性、公开性、综合性、长期性、协调性、预防性等特点。

一、违反治安管理行为的种类

（一）扰乱公共秩序的行为

包括扰乱机关、团体、企业、事业单位的秩序；扰乱车站、码头、民用航空站、市场、商场、公园、影剧院、娱乐场、运动场、展览馆或者其他公共场所的秩序；扰乱公共汽车、电车、火车、船只等公共交通工具的秩序；结伙斗殴、寻衅滋事、侮辱妇女或进行其他流氓活动；捏造或者歪曲事实、故意散布谣言或以其他方法煽动扰乱社会秩序；谎报险情、制造混乱；拒绝、阻碍国家工作人员依法执行职务，尚未使用暴力、威胁方法。

（二）妨害公共安全的行为

包括盗窃、损毁油气管道设施、电力电信设施、广播电视设施、水利防汛工程设施，或者水文监测、测量、气象测报、环境监测、地质监测、地震监测等公共设施的；移动、损毁国家边境的界碑、界桩以及其他边境标志、边境设施或者领土、领海标志设施的，非法进行影响国（边）界线走向的活动或者修建有碍国（边）境管理的设施的。

（三）侵犯人身权利、财产权利的行为

包括组织、胁迫、诱骗不满 16 周岁的人或者残疾人进行恐怖、残忍表演的；以暴力、威胁或者其他手段强迫他人劳动的；非法限制他人人身自由、非法侵入他人住宅或者非法搜查他人身体的。

（四）妨害社会管理的行为

包括拒不执行人民政府在紧急状态情况下依法发布的

决定、命令的；阻碍国家机关工作人员依法执行职务的；阻碍执行紧急任务的消防车、救护车、工程抢险车、警车等车辆通行的；强行冲闯公安机关设置的警戒带、警戒区的。

二、处罚的原则和种类

（一）处罚的原则

1. 违反治安管理有下列情形之一的，减轻处罚或者不予处罚

（1）情节特别轻微的。

（2）主动消除或者减轻违法后果，并取得被侵害人谅解的。

（3）出于他人胁迫或者诱骗的。

（4）主动投案，向公安机关如实陈述自己的违法行为的。

（5）有立功表现的。

2. 违反治安管理有下列情形之一的，从重处罚

（1）有较严重后果的。

（2）教唆、胁迫、诱骗他人违反治安管理的。

（3）对报案人、控告人、举报人、证人打击报复的。

（4）6个月内曾受过治安管理处罚的。

3. 违反治安管理行为人有下列情形之一，依照本法应当给予行政拘留处罚的，不执行行政拘留处罚

（1）已满14周岁不满16周岁的。

（2）已满16周岁不满18周岁，初次违反治安管理的。

（3）70周岁以上的。

（4）怀孕或者哺乳自己不满一周岁婴儿的。

另外，《中华人民共和国治安管理处罚法》第二十二条规定：违反治安管理行为在6个月内没有被公安机关发现的，不再处罚。

前款规定的期限，从违反治安管理行为发生之日起计算；违反治安管理行为有连续或者继续状态的，从行为终了之日起计算。

（二）处罚的种类

（1）警告。

（2）罚款。

（3）行政拘留。

（4）吊销公安机关发放的许可证。

对违反治安管理的外国人，可以附加适用限期出境或者驱逐出境。

第五节　劳动和社会保障法律

《中华人民共和国劳动法》（简称《劳动法》）是保护劳动者合法权益、调整劳动关系的法律规范，1994年7月5日由全国人大常委会通过，1995年1月1日起施行。《劳动法》是调整劳动关系的基本法律，是制定其他劳动法规的依据。

一、劳动者的权利与义务

《劳动法》对劳动者的权利和义务作了明确的规定。

劳动者的权利包括平等就业和选择职业的权利、获得劳动报酬的权利、休息休假的权利、享受社会保险和福利的权利、提请劳动争议的权利以及法律规定的其他劳动权利。

劳动者的义务有：劳动者应该完成劳动任务，提高职业技能；执行劳动安全卫生规程；遵守劳动纪律和职业道德。

二、劳动就业

关于劳动者就业问题，《劳动法》有明确规定：劳动者就业，不因民族、种族、性别、宗教信仰不同而受歧视；妇女享有与男子平等的就业权利，在录用职工时，除国家规定的不适合妇女的工种或者岗位外，不得以性别为由拒绝录用妇女或者提高对妇女的录用标准；残疾人、少数民族人员、退出现役的军人的就业，法律、法规有特别规定的，从其规定；禁止用人单位招用未满16周岁的未成年人。

三、劳动合同

为了保护劳动者和用人单位双方的利益，《劳动法》规定劳动者与用人单位确立劳动关系应当签订劳动合同，订立和变更合同应当遵循平等自愿、协商一致的原则，不得违反法律、行政法规的规定。

（一）合同的订立

劳动合同应当以书面形式订立，并具备以下条款：劳动合同期限；工作内容；劳动保护和劳动条件；劳动报酬；劳动纪律；劳动合同终止的条件；违反劳动合同的责任。

劳动合同的期限分为有固定期限、无固定期限和以完成一定的工作为期限。劳动合同可以约定试用期。试用期最长不得超过6个月。

劳动合同分有效与无效合同，违反法律、行政法规的劳动合同和采取欺诈、威胁等手段订立的劳动合同都为无效合同。

（二）合同的解除

解除合同有两种情况：一是用人单位解除合同，二是劳动者解除合同，两者都要依法办理。《劳动法》对合同的解除分别作了规定：

1. 用人单位解除劳动合同

第二十五条　劳动者有下列情形之一的，用人单位可以解除劳动合同：

（1）在试用期间被证明不符合录用条件的。

（2）严重违反劳动纪律或者用人单位规章制度的。

（3）严重失职，营私舞弊，对用人单位利益造成重大损害的。

（4）被依法追究刑事责任的。

第二十六条　有下列情形之一的，用人单位可以解除劳动合同，但是应当提前30日以书面形式通知劳动者本人：

（1）劳动者患病或者非因工负伤，医疗期满后，不能从事原工作也不能从事由用人单位另行安排的工作的。

（2）劳动者不能胜任工作，经过培训或者调整工作岗位，仍不能胜任工作的。

（3）劳动合同订立时所依据的客观情况发生重大变化，致使原劳动合同无法履行，经当事人协商不能就变更劳动合同达成协议的。

第二十七条　用人单位濒临破产进行法定整顿期间或者生产经营状况发生严重困难，确需裁减人员的，应当提前30日向工会或者全体职工说明情况，听取工会或者职工的意见，经向劳动行政部门报告后，可以裁减人员。用人单位依据本条规定裁减人员，在6个月内录用人员的，应当优先录用被裁减的人员。

符合上述情况，用人单位依法可以解除劳动合同。但《劳动法》第二十九条规定劳动者有下列情形之一的，用人单位不得依据第二十六、第二十七条解除劳动合同：

（1）患职业病或者因工负伤并被确认丧失或者部分丧失劳动能力的；

（2）患病或者负伤，在规定的医疗期内的；

（3）女职工在孕期、产假、哺乳期内的；

（4）法律、行政法规规定的其他情形。

2. 劳动者解除劳动合同

第三十一条　劳动者解除劳动合同，应当提前30日以书面形式通知用人单位。

第三十二条　有下列情形之一的，劳动者可以随时通知用人单位解除劳动合同：

（1）在试用期内的；

（2）用人单位以暴力、威胁或者非法限制人身自由的手段强迫劳动的；

（3）用人单位未按照劳动合同约定支付劳动报酬或者

提供劳动条件的。

四、作息时间和安全卫生

《劳动法》规定：国家实行劳动者每日工作时间不超过 8 小时、平均每周工作时间不超过 44 小时的工时制度。

用人单位必须建立、健全劳动安全卫生制度，严格执行国家劳动安全卫生规程和标准，对劳动者进行劳动安全卫生教育，防止劳动过程中的事故，减少职业危害。

从事特种作业的劳动者必须经过专门培训并取得特种作业资格。

五、职业培训

《劳动法》规定：从事技术工种的劳动者，上岗前必须经过培训。这是结合我国劳动就业现状，参照国外的先进管理经验做出的规定。国家确定职业分类，对规定的职业制定职业技能标准，实行职业资格证书制度，由经过政府批准的考核鉴定机构负责对劳动者实施职业技能考核鉴定。

六、社会保险和福利

《劳动法》规定：国家发展社会保险事业，建立社会保险制度，设立社会保险基金，使劳动者在年老、患病、工伤、失业、生育等情况下获得帮助和补偿。

国家发展社会福利事业，兴建公共福利设施，为劳动者休息、休养和疗养提供条件。用人单位应当创造条件，改善集体福利，提高劳动者的福利待遇。

第六节 消费者权益保护法

一、消费者的权利

（1）消费者在购买、使用商品和接受服务时享有人身、财产安全不受损害的权利。消费者有权要求经营者提供的商品和服务，符合保障人身、财产安全的要求。

（2）消费者享有知悉其购买、使用的商品或者接受的服务的真实情况的权利。消费者有权根据商品或者服务的不同情况，要求经营者提供商品的价格、产地、生产者、用途、性能、规格、等级、主要成分、生产日期、有效期限、检验合格证明、使用方法说明书、售后服务，或者服务的内容、规格、费用等有关情况。

（3）消费者享有公平交易的权利。消费者在购买商品或者接受服务时，有权获得质量保障、价格合理、计量正确等公平交易条件，有权拒绝经营者的强制交易行为。

（4）消费者因购买、使用商品或者接受服务受到人身、财产损害的，享有依法获得赔偿的权利。

二、经营者的义务

（1）经营者向消费者提供商品或者服务，应当依照《中华人民共和国产品质量法》和其他有关法律、法规的规定履行义务。经营者和消费者有约定的，应当按照约定履行义务，但双方的约定不得违背法律、法规的规定。

（2）经营者应当向消费者提供有关商品或者服务的真

实信息，不得做引人误解的虚假宣传。经营者对消费者就其提供的商品或者服务的质量和使用方法等问题提出的询问，应当做出真实、明确的答复。商店提供商品应当明码标价。

（3）经营者提供商品或者服务，应当按照国家有关规定或者商业惯例向消费者出具购货凭证或者服务单据。消费者索要购货凭证或者服务单据的，经营者必须出具。

（4）经营者不得对消费者进行侮辱、诽谤，不得搜查消费者的身体及其携带的物品，不得侵犯消费者的人身自由。

第六章　按摩师的人际交往

第一节　人际交往概述

人际关系是客观存在的，每个人都处于各种各样的关系网络之中。建立和维护好各种人际关系，不仅是搞好按摩工作和发展按摩事业的需要，而且也是每个按摩师的主观愿望。人际关系和谐将有利于营造良好的学习、工作环境，促进身心健康。

一、人际交往的动机

在交际过程中，不论是群体与个体，还是群体与群体，发生交际关系的主体都是个人。个人的交际行为，既是个人需要的驱使，又是群体意向的集中，是个体与群体需要的综合体现。但由于个体以及代表群体的个人需要不同，决定了交际动机的多样性和复杂性。

（一）亲和动机

亲和动机出自于人的本能。人类在整个社会生活中，都是倾向于亲和的，因为人类的进步，社会的发展，离不开人与人之间的团结友爱和相互援助。从事按摩工作，也需要与人亲和，与人亲近友善，这样才能为人所尊所爱，得到多方援助，顺利完成工作任务。

（二）成就动机

从某种程度上说，人际交往过程是个体借助于交往来认识或证实自己，从而表现自己的过程。所谓成就动机，是指个人专注自己认为重要的工作，并且愿意全力做好这一工作的心理倾向。

（三）赞许动机

所谓赞许动机，是指交际的目的是能得到对方的鼓励和称赞，从而获得心理上的满足。赞许动机实质上是一种取得成绩后渴望得到他人或组织的尊重、承认和赞扬的需要。

二、人际吸引的条件

人际吸引是指在社会交往中个体或群体之间相互接纳和喜欢的现象，通常表现为心理距离的缩短。人际吸引是在一定的条件下由一定的因素相互作用而形成的。熟悉、才能、外貌、个性品质、相似与互补等是人际吸引的前提条件。

（一）熟悉

熟悉指交往双方了解对方的各方面情况。交往次数多、空间距离近是彼此熟悉的条件。熟悉为何会增加人们的喜欢程度呢？人类在长期进化过程中，形成了一种恐惧未知事物、喜欢熟悉事物的心理倾向。许多研究证明，不仅人们意识到的熟悉会增加人们对人或事物的喜爱，甚至我们没有注意的对象如果重复出现，也可以使我们产生更为积极的体验。如患者、宾客对于熟悉的按摩人员，尽管有时叫不出他们的姓名，但也会表现出越来越喜欢他们的倾向。

（二）才能

一般情况下，人们喜欢有能力、有才干、有水平或有专长的人。在一定限度内，才能与被喜爱的程度是成正比的。但是超出一定范围，其才能所造成的压力就成了主要的作用因素，使人倾向于逃避或拒绝。而当人们发现那些才华出众的人也和自己有一样的缺点时，则会因为看到对方平凡的一面而产生亲密感。

（三）美感

美感对人的吸引可分为外貌美、语言美、行为美。人们在相互交往时，首先是通过外貌来决定好恶的。当然，随着交往时间的延长，外貌美的吸引作用会越来越小，吸引力将会从外貌美转入内在美。一位仪表端庄、举止文雅的按摩师容易给宾客留下良好的印象，在工作中得到患者、宾客更多的信赖和配合。

（四）个性品质

个性品质包括真诚、诚实、理解、忠诚、真实、可信等，其中，真诚是所有品质的核心。真诚，则受人欢迎；不真诚，则令人厌恶。毫无疑问，一个人要想吸引别人，赢得别人的好感，与别人保持良好的人际关系，真诚是必须具备的品质。总之，真诚是人际交往中最重要的原则。

（五）相似

特征相类似有助于彼此之间在目标追求、处世态度、行为动机、个人爱好等方面保持一致，缩短心理距离。当人们见到具有相同特征（如共同的信仰、兴趣、价值观等）的对象时，相互间的吸引会非常强烈。

（六）互补

当交往双方的需要满足互补时彼此之间极易形成友好关系。独立型性格的人与顺从型性格的人容易建立良好的人际关系，脾气急躁的人能与耐心随和的人成为好朋友，活泼健谈的人和沉默寡言者也易结成亲密伙伴。这是因为双方的个性倾向和行为特征正好都满足了对方需要。

三、建立良好人际关系

建立良好人际关系的具体方法很多，归纳起来，按摩师应从以下几个方面着重培养。

（一）加强修养，扩展爱好

社会交往是交往双方相互作用的过程，在你选择交往对象的同时，你自己也接受了他人的选择，因此，如何展现自身的魅力，增强交往中的吸引力，关键在于加强自身的修养，扩展自身的爱好。兴趣爱好是人们从事实践活动的一种动力，当人们对某事感兴趣时，就会主动了解相关知识。广泛的兴趣爱好有助于扩大交往双方共同的心理领域和话题，而兴趣爱好贫乏往往使人孤陋寡闻，思维呆板，生活单调，不利于完善个性，影响主动与人交往的自信心。

（二）重视第一印象

人际交往中第一印象相当重要，这就要求我们在与人初次交往时必须重视印象修饰的作用。印象修饰是指通过有意识的修饰，主动而适度地展现自己的形象，在别人的心目中形成良好的第一印象。

（三）主动交往

交往双方必有一方占有主动地位，如首先与人打招呼、主动与人说话等。这些看似简单的小事，却常常因个性原因而不习惯或不好意思去做，或因没有意识到而错过了许多可能有重要意义的交往机会。可见，树立主动与人交往的意识，掌握主动与人交往的技巧，是建立良好人际关系的策略之一。

（四）乐于助人

人际关系存在互利原则。任何个人，只有当他觉得是值得的时候，他才愿意并试图去建立、维持一段关系。而良好的人际关系是获取对方帮助与支持的重要前提。因此，想要同别人建立良好的人际关系，首先要做的是乐于助人。这里的“助”应是广义上的，它既包括情感上的鼓励，也包括物质上的支持。

（五）关注对方兴趣

交往的双方具有不同的情感和理解基点，有不同的兴趣和不同的关注焦点。在交谈过程中，只有双方的兴趣和关注焦点汇聚一起时，才能真正起到有效沟通和强化相互关系的作用。

谈话兴趣与关注焦点的汇聚是一个渐进的过程，而且需要谈话双方都将注意力高度投向对方，而不是只集中在自己身上。交往中如果片面追求个人中心主义，以自己的理解和情感作为唯一的出发点，自然难以关注对方的兴趣和爱好，势必会降低自己的吸引力，继而淡化彼此的交往。

第二节 交往语言的形式和要求

语言是人类最重要的交际工具，它可以用来互换信息、交流思想、协调工作。语言的使用必须符合一定的礼仪规范。

一、语言形式

在人类所通用的语言符号系统中，语言除了口语及书面语之外，还包括表情语言、体态语言、实物语言等。

（一）有声语言

有声语言，即以听和说为形式的口头语言。

（二）无声语言

无声语言，即不发出声音也能传递信息的语言，包括体态语言、书面语言和实物语言等。

二、称谓

称谓，是指人们在日常交往应酬中，彼此之间所采用的称呼语。在人际交往中，正确、适当的称谓反映了自身的教养，也反映了对对方尊敬的程度，甚至还体现了双方关系所达到的程度。

（一）国际通用的称谓

1. 通常称呼

国际上通常称成年男子为先生，称已婚女子为夫人、太太或女士，称未婚女子为小姐。对不了解其婚姻状况的女子也可泛称小姐或女士。

2. 职衔称呼

（1）在外国，对政府部长级以上的官方人士，一般称阁下，如某某部长阁下、某某总理阁下。

（2）对医生、教授、法官、律师、博士等具有明确职衔者，可单独称其职务或学位，如某某律师、某某教授等。

（3）对军人、警察等，一般称其军（警）衔或军（警）衔加先生，如某某少校、某某警官，或某某少校先生、某某警察先生。

（4）神职人员，一般可称其在教会中的职称，或姓名加职称，如某某神甫、某某法师、某某教士先生。

（二）国内的习惯称谓

1. 敬称他人及其家人

交往中为体现对他人的尊重和自己的礼貌修养，在称呼他人及其家人时，常用“尊”、“贵”、“您”等词，以表明说话人的谦恭和客气。

2. 谦称自己及家人

在敬称对方的同时，中国人讲究谦虚地称谓自己和自己的家人。如称自己的见解为“愚见”；称自己的居所为“寒舍”；称比自己辈分高、年纪长的家人时，常冠以“家”字，如称父亲为“家父”等。但在社会交往中，尤其在国际间的交往中，应注意把握这种谦虚的尺度，避免使用可能会带来性别歧视和使人产生不平等感的谦称，如称妻子为“贱内”，以及出现“陋”、“拙”等字眼。

3. 职业称谓

在与一些职业特征比较明确的交往对象交往时，为了表示对对方职业和劳动技能的尊重，应称其职业或姓氏加职业，如师傅、大夫、医生、老师等。

4. 职衔称谓

对国家干部或有明确职衔的人士，交往双方通常都热衷于职衔称。如书记、厂长、经理、主任、科长、教授、法官、军官、警官、老板等。

5. 通称

过去我国为体现人与人之间的平等关系，在彼此称谓中不分交往人的年龄、职业、职务、性别等，一概称“同志”。但在当今社会也渐渐被“小姐”、“先生”、“女士”等国际通用称谓取而代之。另外，对于在校学生、在役官兵之间则可互称同学、战友等。

6. 姓氏称谓

这是我国在称谓方面又一与国际惯用称谓不同的特点，即在称呼对方时，如对方与自己比较熟悉且是同辈人，常用“老”加“姓”呼之，如老刘、老赵等；如对方是比自己年纪大的男性，且属德高望重者，则称“姓”加“老”，如张老、李老等；如对方比自己年纪轻、身份低，则称“小”加“姓”，如小王、小陈等。

7. 亲属称谓

在与非亲属人士交往中，对对方以亲属称谓称之，能给人以亲切、热情、敬重之感，尤其是在非正式场合的民间交往中，这种称谓常常能反映人们之间的亲密程度，使人倍感亲切，缩短彼此之间的距离。

（三）对宾客的称谓

不管被按摩者原有的身份地位怎样、角色如何，都希望得到按摩人员的尊重。而恰当的称谓是按摩人员对被按摩者表示尊重和友好的重要方式之一。对被按摩者的称谓除了可以按照社交场合的称谓规范外，还可以按照以下规则称谓。

1. 按年龄称呼

对老年人可称某某大爷、某某大娘，对中年人可称某某先生、某某女士，对青年人可称某某小姐、某某先生，对少年可称某某同学、某某小朋友。

2. 按职衔称呼

无论是离任或现任的，可按被按摩者原有或现有的职务称为某某首长、某某部长、某某局长、某某所长、某某主任等，也可按宾客的职称称为某某教授、某某总编等。

三、自我介绍

自我介绍是人际交往中与他人建立联系、进行沟通、增进了解的最基本、最常规的方式，是通过自己主动沟通或者通过第三方沟通，使交往对方认识自己的一种社交方法。

（一）自我介绍的时机

一般认为，遇到下述情况时，应当进行自我介绍：一是本人希望结识他人，二是本人认为有必要让他人了解或认识自己。

（二）自我介绍的内容和方式

自我介绍的内容，指的是自我介绍时所表述的主体部分。自我介绍要依实际需要，有所针对，切不可千篇一律。

依照表述的内容不同，可以将自我介绍分为下述5种形式。

1. 应酬式

适用于某些公共场合和一般性的社交场合，如旅行途中、宴会厅里、舞场上、电话交流时。它主要针对一般接触的交往对象，对介绍者而言，对方属于泛泛之交，或者早已熟悉，进行自我介绍只不过是为了确认身份而已。因此此种自我介绍的内容要少而精，往往只介绍姓名即可。例如："您好！我叫张方。""我是刘艳。"

2. 工作式

主要适用于工作场合。介绍时，包括本人姓名、供职的单位及部门、担负的职务或从事的具体工作3个要素，缺一不可。其中，对于姓名应当一口报出，不可有姓无名，或有名无姓；对于供职的单位及部门，最好报全称，具体工作部门有时也可以暂不报出；对于担负的职务或从事的具体工作，可以报出职务，职务较低或者无职务者，则可报出目前所从事的具体工作。例如："你好！我叫刘静，是××省和平医院按摩技师。""我叫杨梅，现在××按摩学校教书。"

3. 交流式

主要适用于社交活动中，是一种主动寻求与交往对象进一步交流与沟通，并希望对方认识自己、了解自己、与自己建立联系的自我介绍。其内容包括介绍者的姓名、工作、籍贯、学历、兴趣，也可谈及与交往对象同样熟悉的人的关系等。不一定面面俱到，视具体情况而定。

4. 礼仪式

适用于讲座、报告、演出、庆典、仪式等正式场合。

5. 问答式

一般适用于应试、应聘和公务交往。在普通交际应酬场合也时有所见。问答式自我介绍的内容，讲究问什么答什么，有问必答。例如：某甲问："这位小姐，你好！不知对你应该怎么称呼？"某乙答："先生您好！我叫王莉娜，是您的责任按摩师。"

（三）自我介绍的要求

1. 注意时间

一是省时，力求简洁。自我介绍所用时间越短越好，以半分钟左右为佳，如无特殊情况，最好不要超过一分钟。

二是适时。所谓适时，就是要抓住时机，好的时机包括对方有兴趣、对方有空闲、对方情绪好、对方干扰少、对方有要求等。

2. 讲究态度

进行自我介绍，要做到态度自然、友善、亲切、随和；笑容可掬，落落大方；不慌不忙，充满自信；语气自然，语速正常，语音清晰。

3. 力求真实

进行自我介绍时所表述的各项内容，一定要实事求是，真实可信。不必过分谦虚，一味贬低自己去讨好别人；也不可自吹自擂，夸大其词，否则会得不偿失。

四、交谈

所谓交谈，是指两个或两个以上的人之间进行的对话，它是人们彼此之间交流思想感情、传递信息、增进了解、建立友谊的最为重要的一种形式。按摩师与患者、宾客交谈是按摩师为了增进按摩效果而与患者、宾客之间进行情感交流、信息互通的过程。因此，交谈不仅是按摩工作的一个重要组成部分，而且是提高按摩质量、增进按摩效果的有效途径。

（一）交谈的原则

1. 目的性原则

交谈是一种有意识的交往活动，或向别人陈述一件事情，说明一个道理，使其明白和理解；或向别人提出一个问题，期待回答；或请别人办一件事情，期待答复等。总之，目的性原则是交谈的首要原则。按摩师与患者、宾客交谈的目的则是为了获取信息，为治疗和按摩获取第一手资料，或者直接为宾客解除疑惑、消除顾虑等，最终达到提高服务质量的目的。

2. 对象性原则

交谈都是面对特定对象的，按摩师交谈的对象便是患者、宾客。交谈的效果如何，不仅取决于交谈者所运用的语言能否恰当地表达自己的思想感情，更重要的是取决于对方能否准确理解和乐于接受。要做到这一点，就必须根据交谈对象的性别、年龄、职业、文化等情况来调整交谈的内容。

3. 适应性原则

语言的表达离不开一定的语境。适应性原则就是要求语言运用要与所处的特定语言环境相结合、相适应。只有两者相适应时，才能取得较好的交谈效果。

所谓的“境”，有社会环境、自然环境和交谈的具体场景等，就按摩师而言，与患者、宾客的交谈主要在工作场所。人们在交谈时，无论是话题的选择，还是话语形式的采用，都要根据特定场合的需要来确定，即要话随境迁。

4. 真诚性原则

真诚是交往的重要原则，在交流中，要使对方感到自己可信赖。这里所说的真诚，首先表现在交谈的内容上，就是我们常说的要讲“真话”、“实话”。其次，还表现在交谈的形式上，即要注意说话的方式、方法。

（二）交谈的内容

交谈的内容，又称交谈的话题。按摩师在与宾客交谈时，宜选的话题包括两类：一类是与健康有关的话题，另一类是能愉悦心情的话题。

1. 宜选的话题

（1）与健康有关的话题：为了做好对患者、宾客的评估，按摩师需要收集患者、宾客的各项资料，包括一般情况、家族史、个人史、现病史等。为了保证治疗和按摩工作的顺利进行，常常还要与患者、宾客交流治疗的效果，进行健康宣传等。

（2）愉悦心情的话题：一是患者、宾客感兴趣的话题，例如，与普通按摩对象，宜谈健身祛病法；与学者交谈，宜谈治学之道；与作家交谈，宜谈文学创作等。二是轻松的话题，即谈论起来令人轻松愉快、饶有情趣的话题，例如，文艺演出、流行时装、美容美发、体育比赛、电影电视、休闲娱乐、旅游观光、名胜古迹、风土人情、名人轶事、烹饪小吃、天气状况等。

2. 忌谈的话题

（1）有错误倾向的话题：在谈话中有错误倾向的话题，例如，违背社会伦理道德、生活堕落、思想反动、政治错误、违法乱纪等话题，应该避免。

（2）涉及个人隐私的话题：在与患者、宾客的交谈中，如果与对方是初交，则有关对方收入、家庭、经历等涉及个人隐私的话题，切勿加以谈论。

（3）令人反感的话题：有时会因说话的不慎，谈及令交谈对象感到不愉快或不感兴趣的话题，这时往往会导致尴尬局面。碰到这种情况，应立即转移话题，必要时向对方道歉，不要将错就错，一意孤行。这类话题常见的有凶杀、惨案、灾祸、疾病、死亡、挫折等。

（4）捉弄对方的话题：在交谈中，切不可对患者、宾客尖酸刻薄，油腔滑调，或挖苦对方短处，或调侃取笑对方，这样有损双方关系。俗话说，“伤人之言，重于刀枪剑戟”。

（5）非议旁人的话题：在交谈中不能传播是非，造谣生事，非议其他人。

（三）交谈的要求

进行交谈时，除了要掌握交谈的原则和选择恰当的交谈内容以外，按摩师还必须注意以下要求。

1. 神态专注

在交谈中，各方都希望自己的见解能为对方所接受，所以，从某种意义上讲，“说”的一方并不难，难就难在“听”的一方。

（1）动作配合：当患者、宾客观点高人一筹，为自己所接受，或与自己不谋而合时，应以微笑、点头等动作表示支持、肯定。

（2）语言合作：在患者、宾客“说”的过程中，不妨经常回应“嗯”或“是”，表示自己在认真倾听。在对方需要理解、支持时，应以“对”、“没错”、“真是这么一回事”、“我有同感”加以呼应。

2. 礼让对方

在交谈中，要以患者、宾客为中心，以示礼让，尊重对方。

（1）不要随意打断：在他人讲话时，尽量不要中途打断。突如其来、不经允许地插上一句，不仅会干扰对方的思绪，破坏交谈的效果，而且会给人自以为是、喧宾夺主之感。确需发表个人意见或进行补充时，应等待对方把话讲完，或是在取得对方首肯后再讲。

（2）不要随意抬杠：抬杠，是指喜欢与人争辩，固执己见，强词夺理。在一般的交谈中，允许各抒己见，取长补短，同时集思广益，活跃气氛。但按摩师在工作过程中，绝对不允许与患者、宾客抬杠。

（3）不要否定：在交谈中，要善于聆听他人的意见，一般不宜当面否定，让对方下不了台。社交礼仪有一条重要的原则，叫做“不得纠正”，它的含义是说对交往对象的所作所为，一般没有必要确认其对错，更没有必要当面加以否定。

五、语言要求

按摩师的语言是一种心理按摩，能起到辅助治疗的作用，增强按摩效果。语言修养可以反映一个人的文化素养和精神风貌，也是按摩师综合素质的外在表现。它不仅会影响按摩师的人际关系，也关系到按摩师在人们心目中的形象。由于按摩师在工作中经常与众多年龄、性别、职业、社会地位、文化素质不同的人打交道，人们可以从按摩师的语言修养中评价按摩师并决定对其信赖的程度。因此，按摩师的语言修养尤为重要。

除了前面所说的要求以外，还应特别注意以下几点。

（一）礼貌

按摩师的服务对象有多种多样，如男女老少、职高职低、贫富贵贱，但不管怎样，他们在人格上都是平等的，没有高低贵贱之分。因此，按摩师必须做到尊重自己的服务对象，礼貌对待，要用体贴、真诚的语言同他们交流。对初次来的患者、宾客更应热情接待，耐心解释，以使其情绪稳定，增强治疗的信心。在交谈时，要求语言应文明、礼貌、准确。语言是交谈的载体，交谈者对它应当高度重视，精心斟酌。

1. 语言要文明

作为有文化、有知识、有教养的现代人，在交谈中，一定要使用文明优雅的语言。

2. 语言要礼貌

在交谈中多使用礼貌用语，是博得他人好感与体谅的最为简单易行的做法。在社交中，一定要恰当运用“五句十字”（您好、请、谢谢、对不起、再见）礼貌用语。

3. 语言要准确

在交谈中，要做到语言准确，必须注意以下几点。

（1）发音要准确：在交谈中，要做到发音标准，语言清晰，音量适中。

（2）音量要适宜：语音量大小要以对方能听见为宜，过大会造成对方或他人烦躁，过小则会让对方听不清楚甚至会造成误会。

（3）语速要适当：语速，即讲话的速度。在讲话时，对语速应加以控制，保持匀速，快慢适中。在交谈中，语速过快、过慢或忽快忽慢，都会影响交流效果。

（4）口气要谦和：讲话的口气一定要亲切谦和。不摆架子，耍派头，或者官气十足、盛气凌人。

（5）内容要简明：谈话言简意赅，不要任意发挥，不着边际，让人听起来不明不白。

（6）方言要少用：如果交谈对象不是自己的家人、乡亲，则最好不用对方有可能听不懂的方言、土语，否则就是对对方不尊重。在多方交谈中，即便只有一个人听不懂，也不要采用方言、土语交谈，以免使其产生被排挤、冷落之感。

（7）外语要慎用：在普通性质的交谈中，应当讲中文，讲普通话。如不是特殊需要，最好慎用外语。

（二）规范

语言要纯正，吐字要清晰，讲话要口语化、通俗化，尽量避免使用患者、宾客难以理解的医学术语，表达要简洁、精炼。

（三）情感

当患者、宾客受到疾病折磨难以忍受时，往往渴求得到他人的同情和体贴，这时要求按摩师必须具有强烈的同情心。表现在语言上就是说话要和气、亲切，切不可把自己不愉快的情绪带到工作中。

（四）保密

有一句古话这样说："人有三不背，一不背父母，二不背师长，三不背医。"意思是患者对医护人员具有高度信任，愿意向他们倾诉自己的心思。这也同样适于按摩师与患者、宾客的交流。所以，对于患者、宾客的某些隐私或生理缺陷，按摩师要注意保密，切不可随意传播。

第三节　按摩师与患者、宾客的关系

按摩师与宾客的关系指的是双方在进行一系列的按摩技术活动中建立起来的行为关系，是组成按摩师人际关系的主要部分，是按摩师职业生活中最基本的人际关系。

一、共情在按摩师与患者、宾客关系中的作用

（一）共情的含义

人际关系的本质，是人与人之间的情感联系。情感联系越密切，双方之间相互拥有的心理领域就越大，人与人

之间的心理距离就越小，人际关系也就越亲密。

共情这个词是由西多普·利普斯于1909年首次提出的，他将共情定义为感情进入的过程。即设身处地地站在对方的位置，并通过认真地倾听和提问，深入理解对方的感受。如果一个人不能很好地理解别人，体验别人内心的真实情感，他就无法使自己的交往行为具有合理性和对应性。因此，共情是沟通人们内心世界的情感纽带，是建立人际关系的基础。

共情与同情不同，尽管这两个词常被互用，但它们的含义有着根本的区别。同情是对他人的关心、担忧和怜悯，是针对他人困境的自我情感的表现。而共情是从他人的角度去感受和理解他人的感情，是分享他人的感情而不是表达自我情感。就按摩师与服务对象的关系而言，共情的焦点是服务对象，即是从服务对象的角度来观察世界。

（二）共情的作用

1. 共情有助于患者、宾客自我价值的保护

患者、宾客有许多生理和社会心理方面的需要，其中最强烈的社会心理需要就是被人理解。按摩师表达共情可帮助患者、宾客满足他们的心理需求，使患者、宾客摆脱由于生病而产生的被否认、被孤立的感觉，并能向患者、宾客提供确认感，使患者、宾客感到自己的观点有价值。

2. 共情有助于提高患者、宾客的自我控制能力

如果按摩师能耐心地倾听患者、宾客的诉说，患者、宾客则可通过自我情感的充分表达而获得控制力，这样有助于他们在困境中自我调整。

3. 共情有助于提高按摩师与患者、宾客沟通的准确性

只有通过共情，才能在真切体验到别人情感状态的前提下，准确地理解别人传递的信息。共情越充分，准确理解别人非语言信号意义的可能性就越大。例如，作为家长，如果能很好地体会到孩子考试失败后害怕责怪的心态，就能够解释为什么孩子的目光总躲着自己，并且不愿意与自己挨得更近。作为按摩师，如果能很好地体会到患者、宾客需要按摩的心情，就不会责怪有的患者、宾客表情冷漠、顾虑重重或说话简单生硬了。

二、接待患者、宾客的基本礼仪

随着社会的进步，社会对按摩的需求与要求也有提升，按摩机构必须向宾客提供更高质量的服务。服务质量的提高有赖于按摩师与患者、宾客之间关系的和谐、融洽，而按摩师与患者、宾客之间的礼貌、礼仪正是二者之间的润滑剂。因此，要求按摩师应特别注意自己的礼仪规范。

下面我们主要以保健按摩师对待宾客的礼仪为例，医疗按摩师可作为参考执行。

（一）热情迎送宾客

迎接宾客，是接待保健按摩宾客的第一步。要为宾客留下良好的第一印象，就必须面带笑容，热情接待，彬彬有礼，落落大方，使宾客有宾至如归的感觉。

当宾客到来时，按摩师要起立面对宾客，微笑相迎，亲切地问候和自我介绍。同时，配以手势介绍消费项目情况以供宾客选择，并热情地将宾客引领至相应的房间。得

知宾客消费完准备离开时，应礼貌道别。

（二）妥善对待特殊宾客

面对不同的宾客，按摩师要采取不同的方式对待。例如，面对站立着的宾客应起立回答问题；指出方位时要等对方明白了才返回工作地点，必要时应将宾客送达目的地或介绍给另一位工作人员；在接待患病的急诊宾客时，如急性腰扭伤，按摩师应迅速、敏捷、沉着、果断，表现出按摩师良好的应急能力；对年老宾客或用轮椅、拄拐的宾客，按摩师应立即上前热情迎接。

（三）尊敬老年宾客

从一定意义上说，老年人更在乎别人对待他们的态度。所以，按摩师对老年宾客要体现尊重之情。

要选择适度的称呼。对尚不明确其身份、姓名的老年宾客，可试探地询问："请问这位老先生（老师傅、老大爷、大伯……）贵姓？怎么称呼您呢？"当了解宾客的基本情况后，分别给予适当的称呼。

多使用敬语、谦语，以商量的口吻交谈。对老年人称"您"，而不是"你"。如"您还好吗？""您看这样行吗？""您觉得这样做是不是有困难？有困难就请告诉我们。""在您面前我们都是晚辈，有什么不周的地方还请您多包涵。"

对老年人的经历、特长、爱好等要强调出来。例如，可以这样说："您是革命战争中过来的老首长了，真了不起！""您把这些孙子带大，真不容易呀！"对他们在配合诊断、治疗、按摩方面的每一点努力与进步都要予以肯定和表扬，这样可以拉近与老年宾客的关系，增加其信任度。

充分发挥体态语言的作用。因老年人的听力有所下降，在交往中体态语言对于他们来说极为重要。按摩师应以聆听为主，顺势提出自己的建议，辅以适度的表情，如微笑的点头、同情的注视，再加上轻柔的动作，更能促使各项诊疗、按摩操作的顺利进行。

不要将按摩师的意志强加给老年宾客。虽然老年人的生理、心理都有了改变，但他们之中不乏善于独立思考、深谋远虑的智者，所以不能一概视之为“老小孩”，要从语言和行为上尊敬他们。按摩师要经常在宾客及其亲属之间充当调解人，在为老年宾客提供礼貌服务的同时，也要赢得宾客家属的理解与尊敬。

（四）对异性宾客的礼仪

按摩师在对异性宾客的按摩中要注意掌握分寸，如果分寸掌握不好会给异性宾客带来错觉，招致意想不到的麻烦。按摩师在异性宾客面前应避免谈个人的事情，特别是感情方面的话题。要清楚宾客与按摩师的界线，以此为界去判断自己与宾客的交流是否超出了范围。

不卑不亢是按摩师对异性宾客按摩时应坚持的主要原则。同时还应避免过度热情，要以礼相待、严肃认真。年轻女按摩师在按摩过程中，如果有男性宾客表示亲近，不卑不亢就是最得体的拒绝方式。

第四节　按摩师与其他人员的关系

在工作岗位上，按摩师必然要面对各种各样的人际关系。这种因工作而形成的人际关系是客观存在的，它大致上可以分为两类：一类是同事关系，另一类是同行关系。不论是处理同事关系还是处理同行关系，都要求遵守一定的礼仪规范。

一、同事关系

同事关系，一般是指因为在同一个单位或是同一个部门工作而形成的人际关系。处理同事关系的基本要求是：积极合作、平等相待。由于职位、身份的差异，同事之间的关系又可以分为上级之间、下级之间、平级之间 3 种。

（一）与下级关系的处理

1. 要树立权威

在工作岗位上，任何一位称职的领导者，都必须令行禁止，拥有绝对的权威。在部下面前树立权威，主要是依靠自己的工作能力和领导艺术，而不能以冷、硬、卡、压等手段对待部下。

2. 要以身作则

要在下属面前树立权威，其实就是要塑造好领导者的个人形象。在构成领导者形象的诸要素中，以身作则最为重要。领导者只有恪尽职守、廉洁奉公，率先垂范，言行一致，才会受到部下的拥戴，才能拥有真正的权威。

3. 要公正办事

对一个高明的领导者来讲，在处理问题时，最重要的是公正。也就是说，不能以权谋私，假公济私；不能以我划线，亲疏有别；更不能“顺我则昌，逆我则亡”。只有如此，才会赢得部下的信赖。

4. 要以礼相待

虽然职务有高低之分，但领导与下属之间仅仅是分工不同，在人格尊严上是完全平等的。在工作中，与下属保持适当的距离是必要的，对部下进行必要的批评、监督也是必要的。但任何情况下都不要忘记对部下以礼相待，尤其要做到尊重部下的人格，重视部下的建议，做到集思广益。

5. 要关怀备至

一个口碑好的领导，往往都是懂得关心爱护下属的人。只有关怀部下，为他们排忧解难，才能真正调动他们的积极性。只有对他们关心，与他们进行情感沟通，才会使他们说真话，反映真实情况，出主意，想办法，赢得相互间的信任。领导者对部下的关心，应当重在行动，支持部下、保护部下、体贴部下。

（二）与上级关系的处理

1. 要尊重领导

尊重领导，这是对下级提出的一个最基本要求。不论在何种情况下，下级都必须把尊重领导放在首位。对上级要热情、大方、礼貌。不要背后议论和指责领导，不要乱开玩笑。尤其应当指出，在工作中表现得跟领导“不分彼此”是绝对不合适的。

2. 要服从领导

在实际工作中，要服从领导，听从指挥。即使对工作有不同意见，也要通过适当的方式向上级反映，或加以保留，绝对不能将其作为拒绝服从领导的借口。

3. 要支持领导

身为下属，服从领导、尊重领导是为了更好地开展工作。把本职工作做好，认真地完成领导分配的各项工作，就是对领导最大的支持。从某种意义上来说，支持领导既是下属的一项义务，也是服从领导的具体表现。要支持领导，重在表里如一，自觉配合领导的工作，切忌阳奉阴违，口是心非。

4. 要维护领导

在工作中，下属既要做好本职工作，又要主动关心领导，爱护领导，关键时刻能够为领导分忧，而不是增添麻烦。在工作岗位上维护领导主要表现为3个方面：①要维护领导的形象；②要维护领导的权威；③要维护领导的自尊。

（三）与平级关系的处理

1. 要密切合作

要想在事业上取得成功，就要有一种与全体员工荣辱与共的团队精神。在工作中，既要讲分工，更要讲合作。只有大家团结一致、集中全力，才能维护本组织的共同利益。

2. 要积极交流

与平级同事之间的密切合作，有赖于双方的相互信赖和积极交流。假如“各人自扫门前雪”，则难有成功的合作。平级同事之间的交流，应当是有来有往，双向沟通。同时，还应当注意，交流要有助于完成本职工作，并持之以恒。

3. 要热忱关心

对待平级关系的同事，在工作上、生活上还要给予热忱的关心。有人说，工作中的同事，就是战争中的战友，大家理当同呼吸、共命运。与平级同事相处，既要讲事业，又要重友情。因此，相互之间要重义轻利，彼此体贴。只有真诚地关心同事的人，才会受到同事的欢迎。

4. 要宽大为怀

在平级同事之间，不存在服从与被服从的关系，只存在合作的关系。但是，工作中难免会产生分歧，甚至由此而引发矛盾。遇到这种情况，要以工作为重，不要争辩谁是谁非，切忌心胸狭窄、勾心斗角，甚至难为对方。

二、同行关系

同行关系，通常指的是属于同一行业，或者是在不同的单位里从事相同的工作，并因此而形成的一种人际关系。处理同行关系的原则是：密切配合、公平竞争、共同发展。

在一般情况下，同行之间的关系又可分为伙伴关系与对手关系。社交礼仪对于两者分别有所规范。

（一）伙伴关系的处理

伙伴关系，指的是具有合作关系的同行之间的关系。

1. 要讲究信誉

信誉是立身之本，与合作伙伴打交道时，尤其应当注意这一点。具体来说，一方面要言必有信；另一方面要认真履行合同、协议。

2. 要利益共享

任何单位想要与他人进行卓有成效的合作，都必须具备坚实的物质基础，使合作的各方都能真正获得利益，否则，合作便难以成功。因合作而取得的各项利益，必须按照有关各方的先期约定进行合理分配。

3. 要互通有无

与合作伙伴打交道时，首先应当视之为友，切莫将其当做敌人看待。因为合作伙伴之间的关系实质上是一种朋友关系，所以彼此之间要互相支持，互相帮助，取长补短，共同提高。在合作中不应当对伙伴搞封锁、留“后手”。

4. 要互谅互让

合作伙伴之间虽有着共同的利益，但这并不意味着不存在各自的独特利益。因此，相互间难免产生摩擦，这是一种正常现象。关键是如何对待摩擦。在合作的过程中，对伙伴要多加谦让，不要各执一端，互不相让，甚至得寸进尺。

（二）对手关系的处理

同行之间的关系，在许多情况下，又表现为竞争关系，即对手关系。同行之间的竞争关系几乎无处不在，无时不有。处理对手关系，不能够简单化，尤其不能采用敌对手段。要注意以下3个方面的问题。

1. 要合法竞争

所谓竞争，严格地讲，乃是促进事业发展的一种方式。它是指为了赢得或维护自己的利益而遵守一定的游戏规则，同自己的对立面进行公平比赛，以使自己取得胜利。由此可见，竞争从本质上来讲，是一种“有法可依”

的和平比赛。因此，参加竞争，既要尽一切可能战胜对手，又必须认认真真、老老实实地遵守规则，遵守法律。为了在竞争中战胜对手而不择手段，是绝对不可取的。

2. 要共同发展

既然对手之间的竞争关系是一种和平竞赛的关系，那么双方理当双赢，即双方通过竞争各取所需，各有所得，共同发展。指望通过竞争置人于死地，非要使竞争出现“你死我活”的结局，从策略上讲是错误的，从实践上讲是有害的。要想与对手建立良好关系，首先必须立足于双方共同发展，而要真正实现双方的共同发展，最重要的是切勿在对手与敌人之间画等号。

3. 要礼让对手

世间的万事万物都是发展变化的，同行之间的对手关系自然也是如此。从一定意义上讲，同行之间的伙伴关系与对手关系是相对的，而不是绝对的。伙伴关系有时可能会变为对手关系，对手关系有时也会变为伙伴关系。因此，与对手相处时，话不能说绝，事不能做绝，要把对手当做朋友看待，勿忘以礼相待。

第七章　按摩师的职业规范

按摩师职业规范是指按摩师在从事保健按摩工作过程中必须遵守的协约和规则，是按摩行业组织与管理的重要内容。

第一节　按摩师服务程序规范

服务程序是指服务的先后顺序，通常被认为是狭义上的服务流程，它明确了一项服务活动“先做什么，后做什么”，如时间、地点、设施、人力的配置等，都需要使用科学的分配方法。服务程序规范则是运用一定的科学方法来确定这些具体的程序。

按摩服务程序规范是人们在实践中总结出来的接待患者、宾客的方法和规则。如接待与咨询、按摩前的准备、按摩操作、按摩后服务等，都要严格按次序一项接一项、一环接一环地进行，不可随心所欲，杂乱无章。同时，服务程序又具有一定的灵活性，在具体执行中常常因人、因事而异。服务项目不同，各个环节的服务程序、安排的具体步骤也不相同。按摩服务程序通常包括准备、迎宾、按摩、后续服务四大部分，它们相辅相成，哪个环节出了问题，都会影响到整体工作。

下面以保健按摩师服务程序规范为例，医疗按摩师可参考执行。

一、上岗准备

如果说应聘是推销自我的话，上岗就是展现自我能力的开始。为了树立良好的“第一印象”，迅速完成角色转换，适应新的工作环境，在走上新的工作岗位时，按摩师应注意以下几点：

（1）全面了解单位以及公司的各项规章制度，包括工作的内容、性质、范围及环境等。

（2）了解管理各项业务工作的负责人，以及相关人员的姓名及其职责。

（3）有困难时，应主动求助他人，虚心请教。

（4）了解公司的文化。

（5）要跟同事保持融洽的关系，真诚待人。

二、服务程序

（一）准备工作

（1）做好个人卫生，穿好工作服；在标准位置佩戴胸卡，胸卡上标明按摩师姓名、号码等。

（2）不留长指甲，不佩戴戒指、手链等首饰。

（3）调整好精神状态，准备精力充沛地为宾客服务。

（4）准备好费用单和笔，以备使用。

（二）迎宾服务

宾客入室后，保健按摩师要笑脸相迎，站在宾客前面。首先表示欢迎，接着询问宾客需求，最后用手示意宾客到指定的按摩床前。

（三）按摩服务

（1）按摩师指导宾客摆正体位，礼貌地在宾客身上铺好按摩单。

（2）按摩师根据宾客的要求，开始进行按摩。在按摩过程中，对年纪大或有疾患的宾客，一定要仔细询问其身体健康状况，并根据具体情况运用恰当的方法解除宾客的不适。

（3）在按摩过程中，应注意适时与宾客交流，关心宾客冷暖，注意询问是否需要休息，并用诚恳亲切的语言征询宾客是否需要延长按摩时间。如遇宾客语言轻佻、行为非礼，应予以拒绝和警告，如不听劝告应及时向上级报告。

（4）在按摩过程中，按摩师要认真听取宾客提出的或是反映的问题，并耐心给予解答。

（四）按摩后的服务

（1）按摩结束后，要注意宾客的冷暖，特别是单侧肢体做完，再做另一侧时更需留心，还应询问宾客是否要休息一下。为了表示对宾客的敬重和更好地提高自己的技艺，按摩师还应主动、诚恳地征询宾客的意见和建议，并对宾客的支持表示诚挚感谢。

（2）宾客消费完毕，准备买单。通常，各类项目的服务价格相对固定，按摩机构按统一标准收取费用。在某些店面，也有直接让宾客签单的做法。如何让宾客轻松愉快地签单，按摩师要掌握好时机，如在刚做完按摩，宾客最舒服最轻松、心情比较好时签单。按摩师要引导宾客对所做的按摩做出“好”、“不错”、“很好”等积极的评价，并不失时机地送上费用清单。按摩师要以优良的服务，给宾客留下深刻的印象，临别还可送上热情洋溢的“承蒙关照”、“欢迎下次光顾”、“我们的服务，会使您更加满意”等诸如此类的话。

（3）按摩室整理。按摩师应主动整理按摩床、枕巾，清洁地面，清点茶水，填写费用单，准备下次按摩用品，费用结算单应及时上交。

（4）结账。对宾客接受的所有服务项目费用进行统计，交收银员负责结账。按摩中心一般要求现场结账，不欠账。结账方式有现金结账、支票结账、信用卡结账等，要注意当天不同货币的兑换比率，做到准确无误；支票和信用卡结账时，应仔细识别真伪与使用期限。

三、服务程序的要求

服务过程能直接反映按摩师良好的职业道德修养，具体而言，要做到礼貌服务、友好服务、超值服务。

（一）礼貌服务

按摩师的礼貌服务，具体表现在服务的语言和行为上，而礼貌服务的基础则是职业道德意识。没有良好的职业道德意识，没有良好的文化素质与修养，在按摩服务中就无法真正做到礼貌服务。从迎接宾客的那一刻开始，应从站姿、行姿、手势、说话等方面注意形象，做到微笑服务，让客人有宾至如归的感觉。

（二）友好服务

友好服务应体现在按摩服务的全过程中。在接待宾客时，要求真诚、热情、平等待人，并且要依据宾客的不同需求提供个性化的服务，真正做到让宾客满意。

（三）超值服务

在按摩服务中，按摩师要想宾客之所想，急宾客之所急，为宾客提供超出其期望的优质服务，给宾客留下良好印象。按摩师要尽量提供超值服务，例如：宾客生日时，送上真诚的祝福；夏季提供凉茶或时令水果等。

第二节　按摩师岗位责任制度

为了提高按摩从业人员的素质，逐步实现按摩的专业化、社会化，提高按摩行业的服务水平，需要对按摩的岗位职责做出规范。

一、按摩师岗位职责

（一）岗位职责的含义

岗位职责是指劳动岗位的职能与上岗职工所担负的责任，其中“职责”是职务和责任的意思，也就是界定在这个岗位要做什么工作并对这项工作负什么样的责任，责任的大小决定了按摩师岗位级别的高低。建立明确的岗位职责体系，有利于人员优化组合，使企业结构更趋合理，促进企业的发展，而不明确的岗位职责会影响企业内部的规范操作。推行岗位责任制，就是通过明确职责范围、落实岗位责任，以建立良好的工作秩序、提高办事效率。

（二）按摩师的岗位职责

按摩师是依据《劳动法》、《职工教育法》而设立的特殊技术工种。按摩师必须严格遵守下列岗位职责：

（1）依法持《职业资格证书》、《健康证》上岗，按规定着装，讲究个人卫生。

（2）遵纪守法，恪守职业道德，抵制一切不健康的行为。

（3）熟悉按摩场所的礼仪、礼节，礼貌待客。

（4）保持环境卫生，按摩床具、用品及时消毒。

（5）严格遵守操作规程，对宾客负责，使用按摩手法要因人而异。

（6）严格遵守安全操作程序，防止技术操作事故及其他事故的发生。

（7）虚心听取意见，努力钻研业务，不断精进技术。

（8）按摩时关心宾客冷暖，妥善保管宾客财物，防止失窃，宾客离开时提醒其勿将贵重物品遗忘。

（9）团结友善，与同事紧密协作，积极配合各部门的工作，并完成上级临时交办的工作。

（三）技术主管岗位职责

（1）熟悉国家相关法律、法规及单位规章制度。

（2）服从上级领导，做好技术管理。

（3）以身作则，不断提高个人及员工的整体业务水平。

（4）组织按摩师业务培训，负责对按摩师进行考核。

（5）组织按摩师学习保健按摩服务规范，增强按摩师的服务意识，提高按摩师的服务质量。

（6）重点抓好安全工作。

（7）关心按摩师的日常生活，及时解决按摩师的实际困难。

（8）在巩固、改良现有技术项目的同时，不断创新，开发出适应患者、宾客需求的新技术、新项目。

二、按摩师的相关管理制度

按摩师日常管理制度通常由企业根据按摩师岗位职责自行制定，下面列举按摩师常见的日常管理制度及上岗管理制度，供按摩师参照执行。

（一）按摩师日常管理制度

（1）遵守单位规定的各项规章制度。

（2）遵守纪律，按时上、下班，不迟到、不早退。

（3）严格遵守单位的请假制度，获批准后方可休假。

（4）保持工作环境安静、卫生，在公共场所不大声喧哗，不吸烟，不随地吐痰，不乱扔杂物。

（5）严格按次序为宾客服务，不得借故挑客。

（6）按摩师受处罚后不得有意通过宾客向中心工作人员施加压力、求情。

（7）不得有意损坏员工及宾客的财物，不得使用专门提供给患者、宾客的设施。

（8）工作时严禁违反操作规定。

（9）严禁滋事生非，打斗闹事，煽动集体罢工，违者将予以开除，情节严重者，送公安机关处理。

（10）要按劳动合同规定辞职并以书面形式向上级领导提出申请，获批准后，方可办理辞职手续。

（二）按摩师处罚制度

（1）按摩师出现下列情况，将给予相应的处罚：

①未在规定的时间内到岗的。

②因按摩师自身原因导致宾客投诉的。

③省略服务操作程序的。

④未请假或请假未经同意而外出或无正当理由拒绝上岗的。

（2）按摩师出现下列情况，将从重处罚：

①由于自身因素导致患者、宾客离开的。

②无正当理由，拒绝上岗且态度不好的。

（3）凡违反上述规定，给公司造成不良后果的将从严处罚。

（4）因按摩师技术或服务问题，出现患者、宾客纠纷将从严处罚。

（5）按摩师进出现场，违反现场工作规定，按现场有关规定给予处罚。

（6）工作时以宾客名义骗取公司为宾客而设的免费用品，一经发现从重处罚。

（7）工作期间，非宾客要求停工倾谈，违反操作规范，一经发现给予处罚。

对按摩师的规范管理是通过严谨、完善的规章制度和持续的职业道德教育来实现的。以上列举的仅是部分管理制度的条款，企业可根据实际情况制定符合自身发展需要的管理制度。按摩师应遵守企业的规章制度，履行按摩师岗位职责，严以律己，在本岗位做出骄人业绩。

第三节　按摩师自我保护

从事按摩工作不仅需要丰富的专业知识和娴熟的技

能，还需要强壮的体力。如体力不够或操作不当，都可能造成自身伤害，或出现一些身体不适症状，这就要求按摩师拥有结实的身体，加强体能训练。本章着重介绍按摩师怎样学会自我保护，避免在工作过程中受到伤害。

一、按摩师受伤的原因

导致按摩师受伤的原因很多。不正确的按摩手法、不正确的按摩站位及姿势、按摩师个人身体素质和社会经验不足等，都可能引起按摩师受伤。这里重点介绍由于按摩师个人身体素质原因引起的受伤。

（一）体型原因

一般而言，过于瘦小的身体不利于做按摩。体型越小，肌肉、骨头和关节就会越脆弱，也就越容易受伤。

（二）体力原因

按摩是一项很耗费体力的劳动。例如，要上提患者、宾客的头部，或者需要上提患者、宾客的腿部，都必须要有足够的力量才行。如果力度过小，难以保证按摩效果，但力度增加时容易导致按摩师自身受伤，或按摩师瞬间施力过猛，都可能导致肌肉拉伤。

（三）关节原因

对按摩师而言，灵活的关节在按摩工作中具有很明显的优越性，但是，若按摩师的关节过于灵活，则相对的稳定性过小，按摩师在按摩过程中容易形成不恰当的操作姿势，使自身关节活动幅度过大，超过生理范围，引起自身关节附近肌肉、骨骼、韧带受伤，甚至导致自身关节错位。其中，应特别注意的是指关节和腕关节。

二、按摩师受伤的症状

（一）过度使用综合征（肌肉和肌腱损伤）

过度使用综合征是按摩师最常患的病症，多因反复使用、挤压组织而对组织形成积累性伤害，致关节、肌肉反复疼痛。由于这种症状是逐步形成的，并有较长的持续期，故被认为是一种慢性损伤。最常见的受伤部位是大拇指、腕关节和前臂，此外，经常使用的肘部和肩部也为多发部位。女性的发病率高于男性。

过度使用综合征的形成是一个缓慢的过程，通常需经数周、数月甚至数年才会发作。在过度使用综合征发作前几周，关节表面或肌腱腱鞘会出现一些病变，随着这一症状的继续，相关肌肉会持续收缩，得不到放松和休息，最终形成疼痛——痉挛——疼痛的恶性循环，使相应的韧带过度伸长，引起疼痛和关节松懈。反复损伤会使肌肉和肌腱微型开裂，导致炎症。

过度使用综合征的临床表现因人而异，主要症状为扩散性疼痛、肌肉紧张、身体某部分酸痛而不是剧痛。这种酸痛可能较柔和，也可能剧烈，有时还会有短时刺痛的感觉。在受伤区域常常可听到噼啪声。较严重的人哪怕在写字、梳头、扭头时都感到疼痛。

（二）腱炎和腱鞘炎

腱炎和腱鞘炎是肌腱和腱鞘的炎症，这种炎症是由肌腱纤维损伤引起的。肌腱是由连接肌肉和骨头的纤维组织构成的，腱鞘是包裹肌腱的一层结缔组织。腱鞘里充满了滑液，这有助于肌腱有效地滑动。

引起腱炎和腱鞘炎的因素有很多。肌腱的反复、过度运动会损伤包裹在它周围的腱鞘，当腱鞘从骨头或关节处滑动时形成的摩擦也会引起腱鞘炎。按摩姿势不正确还会引起肌腱与腱鞘间的摩擦，也容易使腱鞘产生炎症。

人们总是认为，超负荷的按摩会造成肌肉损伤、肌肉纤维开裂，事实上，肌腱比身体其他的部位更易受伤。因为肌腱的作用是在关节处使肌肉附于骨头上，这要承受更大的机械压力，再加上反复地不恰当使用带来的压力，使肌腱更容易开裂。

肌腱上的血管、神经末梢少，这使得肌腱对伤痛的反应不像肌肉那么快，肌腱开裂了，神经系统可能还没觉察到。由于血流量较少，肌腱愈合得较慢，有可能形成凹凸不平的疤痕。由于疤痕组织比原始的组织要脆弱，再次受伤的几率也更大些。这些伤痛特有的症状是局部炎症疼痛范围由轻微到严重，受感染部位通常疼痛、发热、肿胀，运动时会加剧疼痛，休息时则可以适当缓解。

（三）腕管综合征

腕管综合征是一种常见的手部疾患，主要与以手部动作为主要工作方式的职业有关，如电脑操作员、钢琴演奏者、包装工人、按摩师等。

人的手腕部有8块小骨头，称为腕骨，在掌侧面呈轻度弧形排列，它们被手掌部的韧带包绕形成一条纤维骨性鞘管，就像“隧道”一样，医学上称为“腕管”。在“隧道”内还有9条指屈肌腱和一条正中神经通过。如因职业或习惯的关系要做手腕部位的重复劳动，则容易导致手腕部滑膜过度增生，腕管内充物增多，使这条“隧道”拥挤而压迫其中的正中神经，出现“腕管综合征”。患者主要表现为手部逐渐出现麻木、灼痛，夜间加剧，常会在梦中痛醒。不少患者还伴有腕关节肿胀、腕关节不灵活、无力等症状。

腕管综合征早期症状较轻的，局封和理疗就能取得较好疗效，同时还要注意让手腕多休息。预防的关键是，平时要注意手腕的姿势，尽量使手腕伸直，腕关节也不要过分用力。按摩师在连续工作后应适当休息，甩甩手，按摩相关部位和伸伸手指，做一做握拳和放松动作，使手部的各关节都能得到放松。

（四）胸廓出口综合征

胸廓出口综合征是锁骨下动、静脉和臂丛神经在胸廓出口受压迫而产生的一系列症状。胸廓出口是一个小而狭窄的部位，就像腕管一样，被两边的骨头所限制，它包括一些致密结构，这些结构或结构之间出现异常都可能导致神经丛受压迫而引起一些症状。

胸廓出口综合征最初的症状是锁骨和肩胛部位疼痛，这种疼痛可扩散至肱三头肌，然后到达手臂内部、前臂中部和手的尺骨侧，也有可能仅仅是普通的手臂疼痛。在胸廓出口综合征早期阶段，按摩师只有在为宾客按摩时，处于特定不良姿势（导致受伤的姿势）下才会注意到症状的存在，长此以往，症状会逐渐加剧。

（五）“主妇手”

“主妇手”多发生在指尖、指屈部的手掌，皮肤多顺皮纹方向开裂，在医学上称为手足皲裂。引起“主妇手”的原因是多方面的，除了遗传、自身体质等原因之外，也与本人所从事的工作有很大的关系。一般说来，从事户外作业的人员，如工人、农民等容易发生，再者就是经常从事家务劳动的家庭主妇，因此常被人们称为“主妇手”。

在按摩行业中，一小部分足部按摩师由于接触足浴药液的时间较多，如果不注意手部皮肤保养，时间一长会令保护皮肤表层的油脂脱掉，以致水分流失，皮肤因此变得非常干燥，同时对外来刺激物的抵抗力亦减弱，以致出现皲裂等症状。

三、按摩师如何预防在工作中受伤

树立良好的自我保护意识，进行规范的手法操作，不仅能促进按摩师的身心健康，适应繁重的按摩工作，还可预防各种职业性损伤或疾病，提高按摩疗效。

（一）调整精神状态

1. 树立自我保护意识

树立自我保护意识，要求按摩师对自身体力、身体优势及局限性有充分了解，在工作中能够敏锐地捕捉身体反馈回来的信号，并及时加以调整，这是预防职业伤害的基本前提。

每个人都有体力强壮和体力虚弱的时候。自我保护意识强的按摩师，清楚了解自己身体处于什么状态，是否能承受下一个小时的工作。例如，一位连续工作了几个小时的按摩师，身体已经很疲惫了，但此刻又有患者、宾客要其服务。如果按摩师自我保护意识较强，就会让自己作短暂的休息，以恢复体力，这是对自己的保护，也是对患者、宾客负责。如果按摩师对自己身体的状态不敏感，也就是说自我保护意识差，强行让自己在疲倦状态下工作，肯定会影响按摩质量，同时也可能使按摩师自身受到伤害。

2. 培养良好的心理素质

心理素质涉及按摩师的修养、呼吸、意念活动等。按摩师能在大量而繁重的工作中保持心平气和，精神集中，呼吸自然，且具有较强的耐疲劳性，是按摩师身心健康的重要表现。

按摩师在实际工作中，要尽量营造一个安静的内、外环境，使自己呼吸均匀、心情平静、全神贯注，不能左顾右盼、心浮气躁、心不在焉。此外，某些手法操作特别注重按摩师意念的主导作用，如“缠法”（又有“心劲功”之说）要求按摩师意念专注，以意领气，以气发力，使人体产生所谓的“内劲”，从而发挥自身最大的潜能。这需要按摩师长期、艰苦、规范的训练和实践。

（二）规范操作

规范的操作手法、正确的运动姿势以及娴熟的技能，都有利于按摩工作的整体流畅与平稳，并使按摩师保持自然、放松、平衡的状态，从而有效地预防伤害。

1. 运用规范的手法动作

中医传统按摩十分强调手法、动作、结构的规范性，这是因为各种规范化手法都具有各自的运动学和动力学特点，完全符合运动生物学原理，不但对人体产生具有特定动力形式的作用力，准确地发挥出各自的保健、治疗作用，而且对预防专业工作者自身的职业性损伤（如手指变形、肌肉劳损、腰椎疾病）都具有重要意义。如一指禅推法中的沉肩、垂肘、悬腕，靠腕关节的摆动带动拇指指间关节的屈伸手法的运用，能使按摩师的上肢肌肉处于交替放松的最佳状态，不容易产生疲劳。又如使用㨰法时，如果长期采用腕关节外摆、用力过猛的错误姿势，则易导致腕关节韧带损伤、劳损。

2. 采用正确的身体姿势

按摩师在操作过程中应采取正确的身体姿势，以利于手法操作的进行和力量的发挥。例如，要含胸拔背收腹，不要挺胸凸肚，亦不要塌肩屈背；站立时两足呈丁字步或弓箭步，这样能使身体进退自如，转侧灵活，保证操作过程中身体各部分动作协调一致。

3. 技术娴熟

高水平的按摩师其左、右手均能娴熟地进行操作，只有在这种状态下，按摩师的双手才能交替放松、休息，以适应长时间、繁重的临床工作，防止某一侧肢体的过度劳损。

（三）合理分配力量

当前仍有一种倾向，认为按摩只要有力气就行，甚至认为力量越大效果越好。这种认识是片面的。按摩师手法有力是手法操作的必备条件之一，但有力并不是单纯指力量大，而是指手法在操作过程中必须具有一定的力度和功力。按摩主要是靠运用手法技术，其效果并不单纯与按摩师所施用手法力量大小、操作时间的长短成正比。长期过度或不当用力不利于按摩师的健康，所以，按摩师要注意以下两点：

1. 准确掌握各种按摩手法技术的原理

按摩手法是一种高级的人体运动形态。专业按摩师应细心揣摩，研究每一种手法技术的动作要领，全面理解手法技术的力学原理，准确掌握每一种手法的动作结构，巧妙运用各种省力原则，使手法技巧与力量运用完美地结合在一起，灵活施加恰当的手法，减少按摩师自身体能的消耗。

2. 发力勿泄，量力而行

按摩师对形体高大、强壮的患者、宾客施术时，若自觉力量相差悬殊，有些手法可不必勉强为之，如扳法、背法，切勿施蛮力，强拉硬扳；可灵活选用其他手法，如用肘按法替代指按法，这样既能使按摩师尽量减少能量的消耗，又能达到让患者、宾客得到足够刺激量的目的。反之，如果一味加重手法力度，既过度消耗、浪费按摩师自身的体能，又易引起肌肉紧张、僵硬，使动作生硬不协调，增加了关节、韧带发生损伤的可能性。

总之，按摩师在临床工作中，用力的原则是施用最小的力，消耗最小的体能，既保护自身的身体健康，又取得良好的治疗效果。

(四) 融合按摩技巧

1. 将运动和变化融入到按摩中

长期从事按摩工作而很少受伤的按摩师都有着显著的共同点，即在工作时不断运动，不断变换手法，不会在同一个位置或同一种姿势上停留太久。例如，在为患者、宾客进行背部按摩时，有经验的按摩师会先站在患者、宾客的头部按摩一会儿，然后站在其肩旁，接着再转到患者、宾客侧面。按摩师通过不断地变化与患者、宾客的位置，来寻找做某种按摩技巧的最佳姿势，频繁地改变按摩手法，避免长时间的重复性动作。

2. 重组按摩技巧

按摩师的按摩动作大部分都很精细，也有一小部分动作幅度很大，但是以精细动作为主。

当按摩师发现患者、宾客身体的阳性反应点时，就会在这些局部位置进行精细动作的按摩，按摩师通常会尽可能地在一个疗程中多为患者、宾客做此类按摩。这对于按摩师来说是非常辛苦的，因为在对局部位置进行按摩时，通常都是通过手掌、手指或是大拇指来完成，很难得到身体背部肌群的支撑，因此用力部位肌肉很容易疲劳。

按摩师可以尝试在工作中多运用一些力度轻柔、幅度较大的按摩手法，这类按摩手法除了可以有效降低受伤的几率，同时还可以帮助相应部位的淋巴排毒。

（五）加强自我保护

操作前，按摩师在清洁双手后通过搓擦双手使手温热，再做做转腕、扩胸、摆臂、提肩等动作。

操作中，按摩师忌低头、耸肩、含胸、塌背、腰过弯、身体扭曲，而应保持抬头、拔肩、沉肩、略呈弓步或马步姿势操作。

操作后，按摩师一定要用温热水洗手，尤其是操作时使用了舒筋活血类的介质后应特别注意不要用冷水洗手，因为此时按摩师的双手比较热，血管扩张，毛孔放大，如用冷水洗手，寒湿之邪会乘虚而入，造成手、腕部酸困甚至疼痛。

按摩后按摩师应当做一些放松操，注意颈、肩、腰的保护和放松。例如颈部环转、扩胸、振臂、转腕、扭腰等；如果上肢肌肉感到酸困疲劳，做手臂自主抖动动作放松效果最好。

（六）按摩师的精神保护

按摩师的服务对象是人群，俗话说“凡是有人群的地方都有左中右”。按摩师，尤其是保健按摩师在工作中，可能会遇到有非分之想等不良行为的宾客，给按摩师的精神带来不同程度的伤害。这时，按摩师要冷静、从容地处理好此事，保护自己不受伤害。具体有如下 4 个步骤：

第一步：语言交流。当按摩师在工作中遇到个别有非分之想或语言、行为不端的宾客时，按摩师不必大惊小怪，应一边按摩一边与之进行语言交流，并尽量谈及宾客家庭方面的事情，如“您的孩子多大啦”，“您太太做什么工作呀”等。此时宾客可能会放弃其非分之想。

第二步：借口回避。如果第一步效果不佳，按摩师可以找个借口回避一下，如“我去喝口水”或“我去替您倒杯水来”。此时离开一会儿，让对方自己冷静一下，同时也暗示对方这里没有特殊服务。该宾客可能就此收敛。如果不行，采取第三步。

第三步：以毒攻毒。前两步仍未见效，该宾客仍然有非分之想，甚至有动手动脚等不良行为，按摩师可采取以毒攻毒的方法，一手握宾客的手，另一手拇指按住宾客的手三里，以开玩笑的形式说“别闹、别闹”，同时用力弹拨手三里。因手三里穴比较敏感，用力弹拨时，该宾客会感到强烈的酸麻胀痛。此时一切的非分之想都可能消除了。否则，采取第四步。

第四步：走为上策。如上述3种对策均不奏效，那么“走为上策”。按摩师可悄然离开并换一位与宾客同性的按摩师操作。这样宾客既不丢面子，按摩师也不失礼，更重要的是保护了自己。

总之，切忌大惊小怪，大吵大闹，否则使宾客没有面子，以后无法再来按摩，对按摩师的名声也不好。爱传话的人传出去，开始说某宾客想对某按摩师非礼，传来传去可能变成某按摩师被某宾客非礼了，越传越严重。所以，按摩师遇到此类事件一定要学会冷静处理。

第四节　紧急救护常识

人们在进行按摩工作和日常生活中，常会发生一些意外，如晕厥、中暑、高血压、心脏病突发等。遇到这些情况时，可迅速采取相应的应急方法，给予必要、及时的救护，然后转送附近医疗单位进行救治。

一、晕厥

头晕、恶心、面色苍白、神呆目定、四肢发凉、周身冷汗，甚至出现惊厥和昏倒等现象称为晕厥。按摩时出现晕厥现象的主要原因是由于宾客过度紧张，对疼痛过于敏感，体质虚弱，或过饥过饱和疲劳的情况下，或按摩手法过重，或按摩时间过长而造成的。因此，对于精神过度紧张的患者、宾客，按摩前应对其做好思想工作，消除其对按摩的恐惧感；对体质虚弱和初次接受按摩的患者、宾客，按摩时手法不宜过重；空腹的患者、宾客，一般不宜做按摩，必须做时手法应轻柔；此外，注意保持按摩室内安静和空气流通，也能有效防止晕厥现象的发生。

二、皮肤破损

粗暴的、小幅度、急速而不均匀的擦法，粗暴的掐法，生硬的推法，过久的指揉法，或在出汗后皮肤潮湿的情况下进行指揉，均可造成皮肤损伤。因此，按摩者应加强手法基本训练，正确掌握各种手法的动作要领，以提高手法的熟练程度；在使用擦法、推法、指揉法时，可加用油膏、滑石粉等按摩介质以保护皮肤。对皮肤的表面损伤，一般无需特殊处理，但一定要保持损伤部位的清洁，以防继发感染，可在局部外涂红药水，若组织液渗出较多时，可外涂紫药水，不要包扎，数日后即可痊愈。

三、心绞痛

心绞痛是心肌急剧地、暂时地缺血缺氧引起的突发性疾病，主要表现为阵发性的心前区挤压感和疼痛，主要位于胸骨后，可向心前区与左上肢放射。心绞痛发作严重时面色苍白、出冷汗，其急救方法是：

（1）发作时，应立即让患者卧床休息，不要反复移动患者。

（2）发作较重时，应对患者使用药效较快的硝酸盐类药物，如硝酸甘油 0.5～1 片置于患者舌下含化，1～2 分钟即可起效。

（3）患者未带药物时，按摩师应迅速指压患者心俞、神堂、膻中、冠心点（中府穴内1寸处）、神门、内关等穴位，以疏通经络、理气活血、止痛、缓解病情。

在救治时尽量减少患者体位变换。如患者在发病时是仰卧位，按摩师先点按患者膻中穴、冠心点、神门、内关穴，待心绞痛症状缓解后再使其向右侧侧卧，点按其心俞、神堂二穴。症状不能很快缓解者，应立即转送医院抢救治疗。

四、高血压

在按摩中常会遇到高血压患者血压急剧升高、头晕头痛、视物模糊、步态不稳、血压甚至可达27～32kPa（200～240mmHg），此时按摩师应立即用双手拇指点按患者第六颈椎棘突下旁开2寸的“血压点”（双穴）3～5分钟，待血压降下后再做按摩。如血压仍不下降，应送附近医疗机构救治。

五、中暑

中暑是指在外界环境高温、高湿的综合影响下，人的机体散热功能出现障碍，热平衡遭到破坏而引起的一种急性疾病。中暑的急救方法如下：

（1）中暑发生后，要使患者立刻离开高温环境，在凉爽通风的地方休息，并让中暑者口服盐水或清凉饮料。

（2）冷敷中暑者头部。

（3）指压中暑者的人中、内关、足三里、合谷、曲池、委中等穴。有条件可针刺十宣放血，清暑泄热。

（4）必要时做人工呼吸或胸外心脏按摩术。

一般来说，盲人按摩机构不会出现死亡事故，一旦发生死亡事故，不仅会对按摩师本人造成经济损失和不良影响，而且对该单位乃至整个盲人按摩行业都会造成严重影响。因此，按摩师在执业中遇到一些紧急情况，应该采取紧急救护措施，避免一切人身和财产的损失，从而保护按摩师个人的正当权益，维护按摩行业的整体声誉。

第八章　按摩师的心理知识

本章从什么是心理健康，怎样才算心理健康，如何用心理疏导改善亚健康，如何利用环境和心理的互动达到身心平和的状态等方面，辅导按摩师提高自身素质，用科学的心理知识解决患者、宾客和按摩师的实际心理困扰，改善亚健康，满足患者、宾客人性化的需求，从而达到医疗保健按摩的更高层次，展示医疗保健按摩的健康理念。

第一节　心理健康概述

一、心理健康含义

从传统意义上来说，健康是指人的身体健康。随着社会竞争的加剧，人们越来越认识到心理、社会因素对人体健康发挥着日益重要的影响。联合国卫生组织把健康定义为“不但没有身体的缺陷和疾病，还要有生理、心理和社会适应能力上的良好状态”。

心理健康包括两方面的含义：一是指心理健康状态，个体处于这种状态时，不仅自我情况良好，而且与社会契合和谐；二是指维持心理健康、减少行为问题和精神疾病的原则和措施。心理健康还有狭义和广义之分：狭义的心理健康，主要目的在于预防心理障碍或行为问题；广义的心理健康，则以促进人们心理调节、发挥更大的心理效能为目标，使人们在环境中健康地生活，不断地提高心理健康水平，从而更好地适应社会生活，更有效地为社会作贡献。

二、心理健康的标准

目前还没有一个公认的、一致的心理健康的标准，因为在心理健康与心理不健康之间并没有一个可以量化的界限。我国心理学家提出了心理健康的8条标准。

（一）了解自我，悦纳自我

一个心理健康的人能体验到自己的存在价值，既了解自己，又接受自己；有自知之明，即对自己的能力、性格和优缺点都能做出恰当的、客观的评价；对自己不会提出苛刻、非分的期望与要求；对自己的生活目标和理想也能定得切合实际，因而对自己总是满意的。同时，努力发展自身的潜能，即使对自己无法补救的缺陷也能安然处之。

一个心理不健康的人则缺乏自知之明，总是对自己不满意，自责、自怨、自卑。由于所定的目标和理想不切实际，主观和客观的距离相差太远；由于总是要求自己十全十美，而自己却又总是无法做到完美无缺，于是总是和自己过不去。结果使自己的心理状态永远无法平衡，也无法摆脱面临的心理危机。

（二）接受他人，善与人处

乐于与人交往，不仅能接受自我，也能接受他人，悦纳他人，能认可别人存在的重要性和作用。同时，也能为他人所理解，为他人和集体所接受，能与他人相互沟通和交往，人际关系协调和谐。能与自己所生活的集体融为一体，在与挚友同聚之时能共享欢乐，在独处沉思时无孤独感；在与人相处时，积极的态度（如同情、友善、信任、尊敬等）多于消极的态度（如猜疑、嫉妒、畏惧、敌视等），从而在社会生活中有较强的适应能力和较充足的安全感。

（三）正视现实，接受现实

能够面对现实，接受现实，主动地适应现实，并能进一步地改造现实，而不是逃避现实。对周围事物和环境能做出客观的认识和评价，并能与现实环境保持良好的接触。既有高于现实的理想，又不会沉溺于不切实际的幻想与奢望。

（四）热爱生活，乐于工作

能珍惜和热爱生活，积极投身于生活，并在生活中尽情享受人生的乐趣，而不会认为人生是重负。在工作中尽可能地发挥自己的聪明才智，并从工作的成果中获得满足和激励，把工作看做是乐趣而不是负担。能把工作中积累的各种有用信息、知识和技能存贮起来，便于随时提取使用，以解决可能遇到的新问题。

（五）能控制情绪，保持良好心境

心理健康的人愉快、乐观、开朗、满意，这些积极情绪总是占优势。虽然也会有悲、忧、愁、怒等消极情绪的体验，但一般不会长久。同时，能适度地表达和控制自己的情绪，喜不狂，忧不绝，胜不骄，败不馁，谦而不卑，自尊自重，在社会交往中既不妄自尊大，也不退缩畏惧。

（六）人格完整和谐

心理健康的人，其人格结构（包括气质、能力、性格、理想、信念、动机、兴趣、人生观等各方面）能平衡发展，并完整、协调、和谐地表现出来；思考问题的方式是适中合理的，待人接物能采取恰当灵活的态度，对外界的刺激不会有偏激的情绪和行为反应；能够与社会的步调合拍，也能和集体融为一体。

（七）智力正常，智商在80以上

智力正常是人正常生活最基本的心理条件，是心理健康的重要标准。智是人的观察力、记忆力、想象力、思考力和操作能力的综合。人们常用智力测验来诊断智力发展的水平，智商低于70则为智力落后。

（八）心理行为符合年龄特征

人在生命发展的不同年龄阶段都有相对应的不同的心理行为表现，从而形成不同年龄阶段独特的心理行为模式。心理健康的人应具有与同年龄多数人相同的心理行为特征。如果一个人的心理行为经常严重偏离自己的年龄特征，一般都是心理不健康的表现。

第二节　亚健康心理疏导

研究表明，我国符合世界卫生组织关于健康定义的人群只占总人口数的15％，这些人“不仅没有疾病，而且身体、心理和社会适应都很好”；有15％的人处在疾病状态中；剩下70％的人处在亚健康状态。

一、亚健康概述

亚健康状态，又称慢性疲劳综合征或第三状态，是指介于健康与疾病之间的边缘状态，又叫“灰色状态”，是有可能趋向疾病的状态，在很大程度上是慢性病的潜伏期。

（一）亚健康的临床表现

亚健康的临床症状为疲劳综合征、内分泌失调、神经衰弱与更年期综合征。具体临床表现主要有几个方面：

1. 身体状态方面

头昏，头痛，头沉，无名疼痛，低热，两目干涩，胸闷气短，心悸，体倦乏力，颈肩酸痛，四肢酸沉，少气懒言，胸胁胀满，胃闷不适，食欲减退，面部色素沉着，容颜苍老，晦暗无光，毛枯发落等。

2. 心理状态方面

精神不振，情绪低落，抑郁寡欢或急躁，易怒，心中懊恼，焦虑紧张，猜忌嫉妒，睡眠不佳，记忆力减退，注意力不集中，工作效率低下，兴趣及精力减退等。

3. 社会表现方面

不能较好地承担相应社会角色，社交、工作缺乏自信心，工作及学习困难，人际关系紧张，家庭关系不和谐，难以进行正常的社会交往。

4. 存在“四高一低”

临界高血脂、高血糖、高血压、高血黏度及免疫力低下。具有普遍性、严重性、隐匿性、潜伏性和既可向健康发展又可向疾病逆转的双向性和可逆性等特点。

(二) 造成亚健康的原因

造成亚健康的原因有很多，主要有以下几点。

1. 心理失衡

现代社会高度激烈的竞争，错综复杂的各种关系，容易使人思虑过度，烦躁不安，不仅会引起睡眠不良，甚至会影响人体的神经体液调节和内分泌调节，进而影响机体各系统的正常生理功能。

2. 营养不全

现代人饮食往往热量过高，营养素不全，加之食品中人工添加剂过多，人工饲养动物成熟期短，造成很多人体重要的营养素缺乏和肥胖症增多，机体的代谢功能紊乱。

3. 噪音

科技发展、工业进步、车辆增多、人口增加，使很多居住在城市的人群生存空间狭小，备受噪音干扰，对人体的心血管系统和神经系统产生很多不良影响，使人烦躁、心情郁闷。

4. 高楼、空调

高层建筑林立，房间封闭，一年四季使用空调。长期处于这种环境当中，空气中的负氧离子浓度较低，使血液中的氧浓度降低，组织细胞对氧的利用降低，从而影响组织细胞正常的生理功能。因此，住在高层楼的人们要经常到地面上走走，使用空调时，要及时换气。

5. 逆时而作

人体在进化过程中形成了固有的生命运动规律，即“生物钟”，它维持着生命运动过程中气血运行和新陈代谢的规律。逆时而作，就会破坏这种规律，影响人体正常的新陈代谢。

6. 练体无章

生命在于运动，生命也在于静养。人体在生命运动过程中有很多共性，但是也存在着个体差异。因此，练体强身应该是个体性很强的学问。每个人在不同时期，身体的客观情况都处在动态变化之中。如练体无章、不当，必然会损坏人体的健康。

7. 乱用药品

用药不当不仅会对机体产生一定的副作用，而且还会破坏机体的免疫系统。如稍有感冒，就大量服用抗菌素，不仅会破坏人体肠道的正常菌群，还会使机体产生耐药性；稍感疲劳，就大量服用温阳补品，本想补充营养，但实际是抱薪救火。

8. 内劳外伤

外伤劳损、房事过度、琐繁穷思、生活无序最易引起各种疾病。人的精气如油，神如火，火太旺，则油易干；神太用，则精气易衰。只有一张一弛，动静结合，劳逸结合，才能避免引发各种疾患。

9. 六淫七情

六淫：风、寒、暑、湿、燥、火是四季气候变化中的6种表现。七情：喜、怒、忧、思、悲、恐、惊。过喜伤心，暴怒伤肝，忧思伤脾，过悲伤肺，惊恐伤肾。

二、亚健康的预防

亚健康固然会对人产生不良影响，但是只要人们在日常生活中加以注意，是可以有效预防亚健康的。下面简单介绍几种预防亚健康的方法。

（一）叩头

每天早晨或晚上睡前轻叩头部——刺激头部穴位；全身直立、放松，双手用手指轻叩头部，从前额向头顶部两侧叩击，再从头部两侧叩向头中央；次数自定，一般50次左右。

（二）梳头

用木梳（不要用塑料、金属制梳，最好是黄杨木梳，若无木梳，也可用手指代替）先直梳，从前额经头顶部到后部，逐渐加快，不要用力过猛，以免划破头皮；再斜梳。先顺头形梳，头发梳顺，再逆向梳，再顺头形梳。每分钟约20～30下，每天1次，每次3～5分钟。这样可以刺激头皮，松弛头部神经，促进局部血液循环，调节经络，达到消除疲劳、强身的效果，对脑力劳动者尤为适宜。

（三）击掌

两手前平举，五指伸开，用力击掌，越响越好。刺激两手相应穴位，一般在20次左右。

（四）浴手

取习惯体位，心静神凝，耳不旁听，目不远视，意守丹田，两手合掌由慢到快搓热。

（五）搓面

把搓热的手平放在面部，两手中指分别由前沿鼻两侧向下至鼻翼两旁，反复揉搓，到面部发热为止。然后闭目，用双手指尖按摩眼部及周围。

（六）搓耳

耳郭上有很多穴位。用两手食指、中指、无名指3

指，前后搓擦耳郭。次数视各人情况而定，一般以 20 次左右为度。

（七）搓颈

先用两手食指、无名指反复按摩颈后部的风池、风府穴，力量由轻到重，直到局部发热。

（八）腹式深呼吸

直立，两手叉腰，先腹部吸气，停顿片刻，慢慢呼气，直到吐完为止，再深深吸一口气。反复 10 余次。

（九）弯腰

双脚自然分开，双手叉腰，先左右侧弯数次，再前后俯仰数次，然后两臂左右扩胸数次。次数自定。

（十）散步

轻松、从容地踱步，把一切琐事暂时抛开，以解疲劳、益神智。散步宜循序渐进，量力而行，做到形劳而不倦，持之以恒。久行才能振奋精神，兴奋大脑，使下肢矫健有力。

三、亚健康的应对策略

“亚健康”状态往往使人陷入恶性循环的怪圈之中难以自拔。如果已经处于亚健康状态，则更不能任由其发展。除了对症做必要的医药治疗外，不妨从下面几个方面做努力。

（一）心理调节

人的一生中要遭遇诸多困难和挑战，要想顺利应付各种挑战，最重要的是要通过心理调节及时维持心理平衡。

首先，要清楚认识自己的心理周期。每个人的心理状态和精力充沛程度在一天中是不断变化的，有高有低。大多数人在午后达到精力的高峰，但个人有差异。不妨连续记录自己一天的心理状态，清醒程度和对事物反应的敏捷度，找出自己的精力变化曲线，然后合理安排每日的活动。

其次，要注意调整生活节奏，注意休息。持续而高强度的快节奏生活难免令人不堪承受，疲劳、头痛、失眠等不适症状接踵而至，这些信号提醒机体已经超负荷运转，该进行调整与休息了。这时，应该赶快给自己的身体放放假，学会在学习中休息，在学习中放松，恢复和调适身心健康，从而摆脱“亚健康”的困扰。可以去看看朝霞，听听音乐，或去游游泳，散散步，或去进行一些户外身体运动。这些都是放松身心，对付“亚健康”的好办法。

如果亚健康状态已经影响到自己的正常生活与工作，应该及时寻求心理医生的帮助。由心理医生进行正规的心理学干预，不仅是一种直接的治疗，而且能增加心理承受能力和心理调节能力，尽快恢复心理平衡和心理健康。

此外，按摩师可建议患者、宾客在日常的工作、生活中注意以下几点。

1. 劳逸结合，科学用脑

脑力劳动者应不断从工作中发掘工作的乐趣，提高对其所从事的脑力劳动的兴趣，并保持劳动环境的安静及适当的光线照明等，逐步消除心理疲劳，减轻亚健康状态。特别是在感到疲劳时，不要用使大脑兴奋的方法（如吸烟、喝酒、喝咖啡等）强迫大脑继续工作，这样会加重心理疲劳，加重细胞损伤，对机体十分有害。

2. 善待压力，提高承受能力

心理调节的核心内容就是善待压力，一方面，按摩师要引导患者、宾客承认压力存在的客观性，使其意识到，压力在人的一生中是客观存在的，没有压力、没有逆境的人生是不可能的。只有承认了压力存在的客观必然，才能做好抗压的心理准备。另一方面，按摩师要帮助患者、宾客提高承受压力的能力。首先要引导患者、宾客有意识地培养自己具备良好的性格，对待事情，要能拿得起、放得下；其次要引导患者、宾客培养坚定的意志，坦荡的胸怀、豁达的心境，凡事不钻牛角尖；再者要引导患者、宾客不断领悟自然与人的客观规律，去主动适应规律、把握规律，变压力为动力；最后要引导患者、宾客提高处理人际关系的能力。在当今社会中，人际关系在诸多事务中发挥着举足轻重的作用。和谐的人际关系取决于人们健康平和的心态和有效的人际交往技巧；前者需要养成良好的性格以及不断增加自我认知能力，后者则可以从长辈、书籍和社会学校中获得。

3. 保持良好的情绪

面对日趋激烈的社会竞争，如果个体欠缺社会适应能力，人际关系不和谐，就很容易诱发情绪紧张。长期的不良情绪会导致心理失衡，内分泌紊乱，是造成亚健康的主要根源。因此，个体应该积极调节、控制情绪。按摩师在遇到情绪失调的患者、宾客时，应该利用舒缓的轻音乐等方式帮助患者、宾客积极调节、控制情绪，并引导患者、宾客凡事要头脑冷静，心往宽处想，做到能够认知自己，能够管理自己，保持稳定的情绪。

4. 及时宣泄不良情绪

当不良的情绪体验产生时，如果不加以及时调节、疏导与释放，就会影响正常的工作、学习和生活，继而导致身心疾病，危及身体健康。因此，按摩师应引导患者、宾客培养宣泄不良情绪的习惯。按摩师要认真倾听患者、宾客的倾诉，并及时做出回应，设身处地地理解患者、宾客遇到的困境和烦恼。这种耐心认真的倾听可以帮助患者、宾客解除心理负担，放松其紧张的情绪。

5. 关注积极因素

按摩师应以积极的态度看待患者、宾客，强调他们的长处，即有选择地突出患者、宾客言语及行为中的积极方面，利用其自身积极因素，进行相应的改进。积极关注的出发点是这样的，如果想帮助宾客，使之有所改变，就必须相信他是能够改变的，而且他自身已具有一些积极因素。否则，如果认为对方是一块顽石，无可救药，那么任何的帮助都是徒劳无功的。

（二）合理膳食

最科学的食谱是保证营养均衡。碳水化合物、蛋白质、脂肪、矿物质、维生素等是人体必需的营养物质。一个健康的成年人每天需要6273焦耳的热量，工作量大者则需要8250焦耳的热量，不断补充营养是保持精力充沛的前提，同时还应注意以下几个方面。

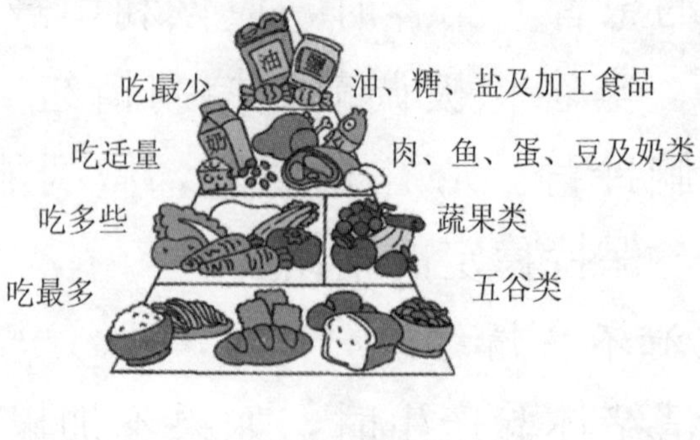
吃最少
油、糖、盐及加工食品
吃适量
肉、鱼、蛋、豆及奶类
吃多些
蔬果类
吃最多
五谷类

1. 脂类食物不可多食，也不可不食

脂类是大脑活动所必需的，缺乏脂类会影响大脑的正常思维；但若食用过多，则会使人产生昏昏欲睡的感觉，而且长期累积会形成脂肪堆积，导致肥胖。

2. 维生素不可缺乏

从事文字工作或经常操作电脑者容易产生眼睛疲劳，视力下降，维生素A对预防视力减弱有一定效果，可通过多吃鱼肉、猪肝、韭菜、鳗鱼等富含维生素A的食物来补充；经常在办公室的人，日晒机会少，容易缺乏维生素D，需多吃海鱼、鸡肝等富含维生素D的食物；当人承受巨大的心理压力时，所消耗的维生素C将显著增加，而维生素C也是人体不可或缺的营养物质，因此应尽可能多吃新鲜蔬菜、水果等富含维生素C的食物。

3. 补钙安神

工作中为了避免上火、发怒、争吵等激烈情绪，饮食中可以有意识地多增加牛奶、酸奶、奶酪等乳制品，以及鱼、骨头汤等，因为这些食品含有丰富的钙质。研究表明：钙具有防止攻击性和破坏性行为发生的镇静作用。

及时而恰当的生活调理也十分重要。现代人少不了应酬，饭店的食品美味诱人，但蛋白质过高，而维生素和矿物质含量相对不足，常在外就餐者应注意生活调节，平时多吃一些瓜果蔬菜以及豆制品、海带、紫菜等。

认识和利用碱性食物的抗疲劳作用。高强度的体力活动后，人体内新陈代谢的产物——乳酸、丙酮就会蓄积过多，造成人体体液呈偏酸性，使人有疲劳感。为了维持体液的酸碱平衡，可有意识地多吃以西瓜、桃、李、杏、荔枝、哈密瓜、樱桃、草莓等水果为主的碱性食物。

（三）旅游观光

尽量接近大自然。亲近大自然是缓解“亚健康”症状的绝妙良方。到海滨，到森林，到田野山村，沐浴阳光，呼吸新鲜空气，给身体健康充电。旅游能脱离造成抑郁的恶劣生活环境，使人获得心理学上所谓“移情易性”的效果。在旅游中，人的注意力不得不放在那应接不暇的车船、山川、都市和陌生的人际交往中。五光十色的旅游生活，可令人忘掉那些不愉快的事，尽情地宣泄胸中的积郁，感到身上轻松愉快。在自然界中，奇峰峻岭、流泉飞瀑、葱郁的森林和广阔的草原等，能使人不由自主地开阔胸怀，产生无限的美感，进而使不佳的心情趋于平静。

（四）适当运动

注意劳逸结合，参加体育锻炼，尤其是多做些户外的活动。每天抽出一段时间静坐，完全放松全身的肌肉，去掉头脑中的一切杂念，将意念集中于丹田，可使心情平静、血脉畅通。到森林去，空气中的负离子浓度较高，不仅能调节神经，还可以促进胃肠消化功能，加深肺部的呼吸，对体力、脑力、心理等各方面起到良好的调节作用。长时间在办公室坐着工作的人，应该每隔一小时活动一下，可以做简单的保健操，也可以随意活动筋骨，这样用时不多，却可以有效防止由于长期坐姿、缺少活动导致的慢性疾病。

（五）良好的生活习惯

改善生活起居条件与秩序，劳逸有度，生活起居有规律，少吸食烟、酒、糖、茶、盐等良好的生活习惯，不暴饮暴食，加强体育锻炼。

第三节　按摩师心理健康

在按摩过程中引入心理知识，已逐渐引起人们的重视，但是，按摩师自身的心理健康问题却被社会所忽视。积极健康的心理是按摩师学好专业技能，开展优质服务的基本保障。

需要说明的是，在此探讨按摩师的心理健康问题，并不是说按摩师群体的心理不健康，或是存在心理疾病，其目的是让更多的按摩师掌握基本的心理知识，在工作、生活中保持健康、良好的心态。

一、按摩师心理健康的重要性

保持健康的心理状态，不仅是按摩师日常生活、工作的需要，也是按摩师提高自我素质的要求。健康的心理在按摩师自身发展过程中发挥着重要的作用。

（一）心理健康有助于生理健康

“怒伤肝，喜伤心，思伤脾，忧伤肺，恐伤肾”，《黄帝内经》辩证地指出了不良情绪会对人体产生危害。可见，心理健康与生理健康是密切相关、相互影响的。

（二）心理健康有利于按摩工作的开展

对于刚刚从事按摩行业的人员来说，按摩是陌生而又复杂的工作，无论是手法、力度，还是面对不同的服务对象，都要求刚刚步入此行的按摩师在短期内能够尽快适应，完成角色的转变。

对于视障人士而言，按摩工作有可能是他们职业道路上迈出的第一步。对于这关键的一步，更需要有一个健康的心理来及时地进行自我调节，克服心理障碍，以积极的态度去适应新的岗位。

（三）健康的心理是按摩师克服困难的保证

每个人在生活中都会遇到困难，每个人的成才之路都是不平坦的。在按摩师的成长过程中总会遇到这样或那样的磨炼，在不同的场合也会经历各种困难考验。健康的心理可以帮助按摩师树立自信心，以积极的方式去应付生活和工作中的困难和挫折，经受住考验。

二、按摩师的心理冲突

每天面对不同的人群，面对不同的诱惑，按摩师在心理上总会不可避免地出现各种冲突。要有效地维护按摩师的心理健康，首先就要了解按摩师在工作中的心理矛盾与冲突。

（一）理想与现实的冲突

每个人都有自己的理想，按摩师也有自己的崇高理想，有自己的职业规划，为自己的职业生涯描绘一幅完美的蓝图。但是生活总会有挫折，会有许多不尽人意的地方。虽然按摩师每天面对不同的患者、宾客，但其工作内容却是一成不变的，天长日久，对工作没有了最初的新鲜感，再加上工作体力消耗大，工作时间长，很多按摩师重复着“按摩房——宿舍——食堂”三点一线的单调生活，对自己的前途十分担忧。

工作上的劳累，精神上的空虚，有时会让按摩师们对未来丧失信心，对工作缺乏激情。还有部分按摩师得过且过，碌碌无为，染上不良嗜好。有的按摩师一方面想加强学习，在岗位上有所作为，另一方面疲于工作，无暇进取，甚至害怕一个人的努力会遭到同事的讥讽，从而陷入冲突中难以自拔。这种心理冲突如不及时克服，不仅会影响个人心理健康，还会造成集体的散漫。

（二）走不出陈旧观念

社会对按摩的看法正在逐步转变，按摩师的社会地位也在逐步提高，但是不可否认，在部分山区或偏远农村、经济不发达地区，对按摩的认识还存在误区，对按摩师也存在歧视。

不少从农村走出来从事按摩行业的技师，自己对按摩有了全面的认识，知道这是一门为人类健康事业服务的职业，但是却会遭到家庭的反对。更有甚者，自己从事按摩多年，却一直对亲戚朋友隐瞒自己的职业，独自承受着巨大的心理压力。

（三）竞争过于激烈

目前，按摩行业的竞争越来越激烈，除了来自不正当按摩的恶意竞争外，越来越多的休闲场所也纷纷打出了保健按摩的招牌；另外，按摩师的从业队伍逐渐年轻化，这都造成了行业内部竞争的激烈。不少年轻的按摩师把按摩当做一种短期行为，而非终身职业，这本身就是一种不健康的心理。

（四）产生嫉妒心理

嫉妒是一种普遍的社会心理现象，它具有指向性，不是任何人在某些方面超过自己都会产生嫉妒，如某运动员获得世界冠军、某科学家获得诺贝尔奖，人们只会羡慕而不会嫉妒。一般来说，地位相差不大，互相了解，又在同一单位从事同一种工作并且属同辈的人之间最容易产生嫉妒。在按摩师人群中，这种嫉妒心理也普遍存在，例如，张三和李四年龄相差无几，都是同时学习按摩，同时上岗，倘若认可张三的宾客多，就容易引起李四的嫉妒。

当别人在某方面超过自己时，就会感到一种压力，便会羡慕对方，如果由此产生要打破这种不平衡而超越对方的愿望，这时羡慕心就转化为动力，激励自己努力进取。因此，适当的羡慕是有益的。但是，羡慕转化成不健康的嫉妒则是有害的。一个人如果不能合理地调节、控制自己的嫉妒心，就会对别人构成威胁，同时造成自己的心理负担。

三、按摩师如何保持心理健康

面对按摩师人群存在的种种心理冲突，应该如何调节，以保持健康的心理状态呢？

（一）掌握相关的心理知识

学习掌握心理知识是协调、控制自己情绪的途径，是保持心理健康的有效武器。按摩师要增强学习意识，利用课外阅读、咨询等方式多学一点心理知识，这样就掌握了保持健康心理的主动权。

（二）学会生活

生活，看似一个简单的字眼，但是如何安排好自己的生活，让作息有规律，工作有目标，却不是一件简单的事。

1. 合理安排时间

心理学认为：适度的压力可以提高人的思考力和机敏度，因此保持一定的工作压力是有益的。按摩师要学会合理安排时间，做到劳逸结合。

2. 广交朋友

人是高度社会化的动物，人与人之间的沟通、理解是必需的。按摩师要学会与人沟通，多交朋友，交好朋友。通过朋友间的情感共享及相互支持、激励，共同进步。

3. 参与有益活动

按摩师应该充分发挥自己的潜能，积极参与各种有益的体育、娱乐活动，培养自己的业余爱好，进一步丰富自己的精神文化生活。

（三）树立奋斗目标

我们知道，一个人的能力是由先天遗传基因和后天努力共同决定的。一个人的能力不仅有大小之分，而且都有一定的限度，分为优势和劣势两个方面。按摩师应正确看待自己与别人存在的差距，对自己的能力做出客观的评价，依据自己的能力和特点确立适合自己的奋斗目标。

（四）保持健康情绪

情绪的稳定是心理健康的标志之一。一个沉浸在消极情绪中的人，必然会对自己、对周围世界产生消极的想法。如果长期处在不良情绪中，又不会加以调控，就可能导致心理失衡，出现心理障碍。因此，按摩师应学会调节和控制自己的情绪，保持心理健康。调节和控制情绪主要有以下几种方法：

1. 适度宣泄

情绪宣泄是维护心理平衡的重要方法。按摩师发现自己有不良情绪郁积在胸中的时候，要及时找到表达自己情绪的方法，既不能压抑自己又不能放纵自己，应该在适当的场合，向适当的人表达出来，使不良情绪得以排遣，避免出现心理压力或非理性行为，造成严重后果。

2. 情感升华

当人们情感压抑时，不让它以失控的形式释放，而将它转化为有益于自己发展的动力时，就称为情感升华。升华是一种积极地调控自己情绪的方法，它能使人把原有的内部动机转化为社会动机，去追求更高尚的目标，从而获得更高层次的成功。

3. 补偿法

心理学家认为，一个人如果在某些方面自觉不足，他可以通过有计划的努力来进行补偿，这也就是我们常说的“失之东隅，收之桑榆”的补偿法。按摩师在遭受挫折后，应懂得选择积极的补偿方法，相信“东方不亮，西方亮”，通过别的途径实现自己的目标。

调节和控制情绪的方法还有很多，按摩师应加强学习，尽可能地掌握多方面的知识，在实践中加以综合运用，使之成为保持心理健康的有力武器。

（五）善于竞争

竞争加剧是当今社会的一大特点，按摩师的竞争意识也在不断增强。然而，每个人的精力、理解力各不相同，优势和劣势也不一样，事事占“第一”，事实上是很难做到的。

按摩师应树立竞争意识，并且要敢于竞争，在竞争中充分发挥个人的优势，同时把注意力放在对自己有较大意义的方面，做到善于竞争。

第四节　服务心理学相关知识

关于服务心理知识，在此主要以保健按摩师与宾客之间的关系为例，医疗按摩师可参考执行。

一、对按摩师服务的理解

（一）服务的含义

在人们的心目中，“为他人（在抽象意义上指社会）做有益的事”叫服务。这里服务基本上指的是一种活动，或是一种职业。在日常生活和商业活动中，人们又经常把为了在经济上获得利益而提供的方便做法也叫服务。由此可以说，“服务”一词是一个含义非常广泛的概念。

服务是通过人际沟通形成的，服务的意义在于借由传递服务的过程，附加于产品最高的无形价值，以促进按摩师与宾客之间良好的互动关系。

（二）按摩师服务内容

按摩师服务不同于一般的服务，它是有形的物与无形的服务行为的综合体。具体来说，按摩师服务是按摩人员通过各种设施、设备、方法、手段、途径和“热情好客”的种种表现形式，在为宾客提供能够满足其生理和心理的物质和精神需要过程中，创造一种和谐的气氛，产生一种精神的心理效应，从而触动宾客的感情，唤起宾客心理上的共鸣，使其在接受服务的过程中产生惬意、幸福之感，进而乐于交流，乐于按摩消费的一种活动。

具体看来，在按摩服务过程中，按摩师主要提供了如下两种服务：

1. 功能服务

功能服务即按摩师在为宾客按摩的过程中提供他们所需要的帮助，解决宾客自己难以解决的身体健康、疲倦等问题。按摩师所提供的治疗、保健项目都属于功能服务。

2. 心理服务

心理服务即按摩师在为宾客提供功能服务的同时，还要使宾客得到心理上的满足，这就是心理服务。心理服务的好坏，直接体现按摩师本人的道德、文化素养和敬业精神等。在心理服务中，按摩师要保持和蔼礼貌的态度，进行亲切愉快的谈话，以专业精神来体现对宾客的尊重。

由此可见，功能服务是心理服务的基础，宾客来做按摩是希望解决实际问题的，按摩师有过硬的真本领才能做好功能服务工作。心理服务是建立在具有良好功能服务基础上的更高层次的服务。它不仅满足宾客的具体要求，同时又给予宾客一种心理的满足，认为按摩服务物有所值。因此，作为一名合格的按摩师，只有将两者有机、紧密地结合在一起，才能使服务更上一层楼。在工作中，按摩师必须注意不仅要提高自身的业务能力，还要努力提高自身的职业修养，使按摩真正成为一种优质、高品位的服务。

（三）按摩服务的特殊性

按摩服务人员与宾客的关系本应是平等的，但由于两者的关系是服务与被服务的关系，因此两者之间也就形成一定的不平等关系，这种不平等的关系是指两种社会角色而言。社会角色在心理角度上是“非个性的”，不管充当这种角色的人是谁，必须按照现实社会为这种角色所制定的规范去行动，必须主动热情地去服务。例如甲是售货员，乙是理发员，乙去买东西，甲必须热情给乙服务，反之，甲去理发，乙必须恭恭敬敬为甲服务。按摩店是为宾客而开设的，就应该为宾客服务好。服务就意味着迎合宾客的心理，满足宾客的需要，只有宾客满意，他们才会愿意消费，甚至为该店做宣传。如果按摩店未能满足宾客的需要，宾客就会感到委屈和挫折。因此，按摩师与宾客的交往具有一系列特点。

1. 不稳定性

按摩服务是人对人的活动，它与一般“商品”截然不同，“人走茶凉”具有不稳定性的特征。比如人们购买获得好评的商品，结果发现名不副实；去吃人们称赞的饭馆，结果发现服务并不佳。这两种情况是性质不同的问题。前者商品相同，评价各异；后者服务是否相同是个大问题。如果做法相同，评价也会有个人的差异。纵然采用相同的做法，但如果接受这种做法的宾客有差异，如宾客的社会地位、经济地位、文化背景、喜怒哀乐的情绪变化等不同，相同的服务也有可能获得不同的评价。因此，在按摩师服务中很难形成“人投我以桃，我定报之以李”的互利关系，但却容易出现“1＋1＝0”这种特殊现象，即一般的宾客接受按摩师的一般服务，其结果是没有冲突，也没有美好的回忆。

2. 有利性

按摩服务人员同宾客的交往不同于与一般人的交往。绝大部分宾客的消费动机是十分明确的，比如放松、休息、减肥、美容或治疗等。因此，按摩师可以根据宾客明显的消费动机，有的放矢地与宾客进行有效沟通。又如宾客的年龄、性别、职业、国别、民族等也能为我们与宾客更好地交往提供重要的参考资料和有利的条件。

3. 主观性

由于按摩师和宾客心理上的差异，往往在一些问题上会出现不一致的情况。如何处理这些问题，交往主体常常会根据自己的经验和已掌握的资料进行主观假设，这就容易违背客观实践性原则。另一方面，在研究分析一些问题时有可能掺入一些不真实的东西，也会影响交往的效果。

二、宾客的消费心理

对于所有的商家而言，消费者是他们的经济来源，是他们的衣食父母。按摩师的服务对象是宾客，只有熟知宾客的心理，掌握他们的需求，才能更好地为他们提供满意的服务，才能赢得更多的消费者。

（一）宾客常见的消费心理

“宾客至上”、“宾客是上帝”，这些道理看似简单但做起来却很难。一切必须建立在对消费者心理有足够的了解和分析的基础上，这就是一般所说的消费心理。日常生活中常见的消费心理有以下几种：

1. 求廉的心理

人们在消费实践活动中，都希望用最少的付出换取最大的效益，获得更多的使用价值。追求物美价廉是最常见的消费心理。买主在消费活动中，对商品或服务的价格反应最为敏感，在同类以及同质量的商品或服务中，消费者总会选择价格较低的商品。

2. 求实的心理

这种消费心理讲究消费行为的实效，着重于消费行为对消费者带来的实际效果。按摩师是不是达到了预期的效果，是不是可以帮助宾客缓解疲劳、消除酸痛等，都成为宾客消费行为实效价值的评价标准。

3. 安全的心理

这里包含两层意义：一是获取安全，二是避免不安全。消费者在购买商品或者享受服务过程中，总是先要确信此消费不会给消费者本人和家人的生命财产或身心健康带来危害。人们之所以选择去医院看病或接受按摩，是为了预防和治疗疾病，促进身体健康和安全，因此是否安全就决定了宾客消费的取向。

4. 从众的心理

从众心理是指宾客在消费过程中，通过消费与他人相同的服务而求得安心的心理因素。在消费过程中，消费者主观地推测消费群体最集中的服务一定是最好的服务，认为不好的服务项目不可能得到那么多人的认可。就算有问题，受损害的也不只我一个人。因此，宾客是在跟随大众消费过程中寻求一种安心和放心。

5. 求新、求美的心理

追求和使用新产品，接受新的服务项目是消费者具有的很普遍的一种心理。人们总是在求新求美，按摩项目的创新和开发，就是为了迎合宾客这一心理。减肥、抗衰老等芳香美容方法，在很大程度上满足了宾客求美的心理。一般来说，这种求新、求美的欲望，年轻人比老年人更强烈。

6. 自尊和表现自我的心理

人人都有自尊心，消费者也不例外。消费者更期望自己的消费能得到社会的承认和其他消费者的尊重。喜欢听好话，受人恭维，从而觉得自己有成就，并通过某种消费形式予以表现。

7. 追求“名牌”的心理

消费者对名牌产品有着强烈的追求欲望和信任感。在服务领域，这种名牌效应更强烈，比如说入住某某酒店，成为某某按摩店的金卡会员，有时候就是一种身份的象征。消费者往往认为买到名牌消费品才能保证产品质量，提高消费效果。

（二）如何判断宾客是否有消费意向

在与宾客接触的过程中，宾客在言语或行动中总会有意无意地做出一些反应，需要及时捕捉，判断宾客是否具有消费意向。

1. 非言辞讯号

（1）在听按摩知识或其他健康知识的过程中眼睛发亮、注意倾听。

（2）谈话间点头示意的次数增加，表情放松而面带笑容或安详地思考。

（3）原先坐姿是后仰，逐渐采取前倾或略为挺直的姿势。

（4）停止翻弄手指，停止摇摆，停止抽烟。

（5）注意查看相关资料，或注视特定的重点。

2. 言辞讯号

（1）询问价钱、优惠条件等。

（2）探询服务条件、治疗效果等。

（3）开始说明自己的情况。

（4）向其他人或朋友、亲戚等探询意见。

按摩师要注意捕捉宾客发出的讯号，加以引导，通常可以成功地促成宾客的消费。

三、赢得宾客好感的策略

（一）谈令宾客愉快的话题

在为客人按摩时，按摩师要谈一些令宾客愉快的话题，努力营造一种融洽的气氛。为形形色色的宾客服务，就必须要能迎合各种宾客的话题。话题可以是多种多样的，健康、气候、季节、近况、爱好、新闻、食物、传说、电视、电影、家庭、艺术、技能、趣味、家常等话题都可以进行交流。然而，闲话并非无话不谈，要把握分寸，知道该说什么，不该说什么。例如，下列话题就不能谈：宾客深以为憾的缺点，竞争者的坏话，上司、单位、同事的坏话，其他宾客的秘密等。

值得注意的是，按摩师在选择话题时必须选择对方感兴趣的话题。在按摩中，最重要的是宾客满意而不是按摩师自己满意。在交谈过程中不能夸夸其谈，要注意宾客发出的每一个细小的讯号，适可而止。比如，在谈论某些话题时，有的客人脸色会变得阴暗起来，这时就应立即转换话题。

（二）认真倾听宾客谈话

如果一个按摩师口若悬河，滔滔不绝，宾客几乎没有表达意见的机会，这会令宾客尴尬。认真倾听宾客谈话，才能营造气氛，获得宾客好感。

按摩师如果能成为自己宾客的忠实听众，宾客就会将其视为知己；反之，对宾客谈话心不在焉，宾客就会觉得没有得到足够的重视。从宾客的诉说中，按摩师能很好地把握他们的心理，知道宾客需要什么，关心什么，担心什么，投其所好，适应和满足宾客的需要，给宾客留下良好的印象。

认真倾听需要技巧。在专注按摩的同时，根据宾客的谈话，要适当地运用一些表示恳切的微小动作，如点头、微笑、轻声附和等。

（三）赞美宾客

由衷地赞美宾客，会满足宾客的自尊心，获得宾客好感。在赞美时要注意的是：

（1）赞美要发自内心，态度诚恳。

（2）赞美要具体而不可抽象笼统。

（3）要实事求是，不可言过其实。

（4）间接的赞美比直接的称赞更有效。

（5）赞美要适可而止，不可无限拔高。

（6）赞美贵在自然，千万不可做作。

（四）尽量为宾客提供方便

每一位宾客都希望自己是受欢迎的，而不是被冷落的。在按摩场所，很可能因为某些客观原因，按摩师需要让自己的宾客等待一些时间，在这个时候，必须向宾客说明真实情况，请其稍候，不能让宾客长时间等待。

有些宾客可能是第一次接受按摩，或者是接触新按摩项目，他们可能会遇到不懂的问题，或者不知道如何来配合按摩师进行按摩。此时，按摩师应和蔼地告诉宾客或向宾客解释，使其了解消费项目的特色。

另外，作为一名按摩师，切忌“势利眼”，不能因为宾客的身份、地位等原因，让宾客有“受歧视”的感觉。

（五）合理化解冲突和投诉

在工作中，按摩师应力争避免与宾客发生冲突，或被宾客投诉，但冲突和投诉又是客观存在的，这就要求按摩师合理化解，如果不化解，冲突可能会进一步升级，造成极其恶劣的影响。

引起宾客冲突和投诉的原因很多，可能是客观上的技术事故、药物过敏等原因，也可能是主观上的原因，例如不尊重宾客、不热情、服务不周到、用语言冲撞宾客等。宾客与按摩师发生冲突或投诉的一般心理不外乎三种：一是求尊重的心理；二是求发泄的心理；三是求补偿的心理。

对于冲突和投诉，按摩师不应该回避，要诚恳耐心地倾听，并表示同情，争取在感情、心理上与投诉者保持一致，不可还没有听完宾客的意见就为自己辩解。对待合理的投诉，应主动道歉，争取谅解。

总之，按摩师在与宾客近距离接触的同时，要注意揣摩对方的心理，主动迎合宾客兴趣，全心全意为宾客着想，做一个受宾客欢迎的按摩师。

附录 功法练习

一、少林内功

少林内功是以佛教少林寺院命名的一套功夫，是内功推拿的组成部分。少林内功原为武术强身的基本功，经历代辗转相传已成为现在按摩练功的主要功法之一。少林内功锻炼方法不同于一般功法，它不强调意守吐纳，单讲求以力贯气，即“练气不见气，以力带气，气贯四肢”。练功时要求双下肢用力，即五趾抓地，足跟踏实，两股用力内夹。上肢在做具体动作时要求凝劲于肩、臂、肘、腕、指，呼吸自然，与动作相协调。练习时力达于四肢腰背，气随力行，使气血循行通畅，达到健体强身的目的。练习少林内功不但有利于按摩手法的练习和应用，而且能增强按摩师自身体质，还可用于治疗。锻炼时，可先练 1 分钟，再增加到 10 分钟以上，或先练一遍再增至多遍。

（一）凤凰展翅

本势以凤凰在展翅时的姿势命名，含有练功时姿势优美之意。它是锻炼上肢力量的基础功，尤其对增强腕力、指力有较大帮助，而且还是擦、揉、按等手法应用的基础功。

【预备】站势。

【动作】

（1）屈肘，两手徐徐提至胸前呈立掌交叉。

（2）立掌化为俯掌，缓缓用力向左右外分，两臂尽力伸直，形如展翅，四指并拢，拇指外分，指欲上翘。

（3）旋掌，屈肘内收，使掌心逐渐相对，于胸前立掌交叉。

（4）化俯掌下按，两臂后伸，恢复站势。

（二）前推八匹马

本势是假设前面有八匹马挡道时，两手用力将其推开，含有健身增力之意。它是擦法和锻炼腰、臂力的基础功，也是一种强身功。经常练习，能舒胸理气，开通关节，使人精神振奋、精力充沛。

【预备】站势。

【动作】

（1）屈肘，直掌（四指并拢向前，掌心相对，拇指朝天与四指约成直角）于两胁待势。

（2）蓄劲于肩、臂、指端，使两臂徐徐运力前推，以肩与掌成直线为度。

（3）手臂运劲，拇指上翘，指端力求与手臂成直线，慢慢屈肘，收回两胁。

（4）由直掌化为俯掌下按，两臂后伸，恢复站势。

（三）倒拉九头牛

本势指假设前面有九头牛阻挡时，用力将九头牛拉开，含有健身增力之意。它是锻炼两臂悬劲与握力的主要姿势，也是擦、拿、点、运诸法应用的基础。

【预备】站势、弓步势或马步势。

【动作】

（1）屈肘，直掌于两胁。

（2）两掌沿两胁前推，边推前臂边缓慢内旋，推至肘直，正好虎口朝下，四指并拢，拇指用力外展，腕、肘伸直，力求与肩平。

（3）五指由掌化拳如握物状，劲注拳心，旋臂，拳眼朝上，再用力回收（如拉九头牛之劲），两胁成直掌。

（4）化直掌为俯掌下按，两臂后伸，恢复原势。

（四）霸王举鼎

本势是以项羽举鼎姿势命名的功法。锻炼时，必须自身对抗用力，上肢尽力上举，使两胁有牵拉感；下肢用力并紧，足不离地。久练可以增强两臂上举之力。

【预备】取站势或弓步势。

【动作】

（1）屈肘，仰掌（掌心向上，四指并拢，拇指外翘）于腰侧。

（2）两掌缓缓上托，过肩部时，内旋前臂，使掌心朝天，四指相对，犹如将重物徐徐上举过头，两目平视。

（3）旋腕翻掌，四指端朝上，掌侧相对，拇指外分，蓄力徐下，渐渐收至腰部。

（4）仰掌化俯掌下按，两臂后伸，恢复原势。

（五）顺水推舟

顺水推舟是模仿人在推船下水或船在搁浅时推船的动作姿势。它着重于指、掌力发放的训练，对擦、按、点、压、揉等手法应用有很大帮助。

【预备】马步。

【动作】

（1）屈肘，直掌于两胁。

（2）两直掌运劲徐徐向前推出，边推边掌根外展，虎口朝下，拇指外展，由内向外旋转至肘直，指尖相对。

（3）五指慢慢向左右外旋，恢复直掌，拇指运劲后翘，指端着力，屈肘蓄力而收，置于两胁。

（4）仰掌化俯掌下按，两臂后伸，恢复马步。

（六）风摆荷叶

本势是以池塘被风吹后荷叶摇动时的姿态命名，含有动作优美、外柔内刚之意。它是锻炼臂力、指力的一个主要方法，可作为推、擦、拿、点、捻等手法的基础功。

【预备】站步、马步或弓步准备。

【动作】

（1）两手屈肘，仰掌于腰侧。

（2）两仰掌自腰上托至胸前，左掌在右掌上相叠，运劲前推至肘直，然后缓缓向左右外分，使两手平托成水平线。

（3）两仰掌慢慢合拢，右下左上，交叉相叠，再收于腰部成仰掌。

（4）由仰掌变俯掌下按，两臂后伸，恢复指定步势。

（七）顶天抱地

顶天抱地含有强身增力之意，是锻炼臂力的主要功法。本功弯腰动作幅度较大，在锻炼时注意保持身体平衡，防止跌扑。对高血压患者及高龄之体，尤应慎重，不可勉强练功。

【预备】两脚开立，站步准备。

【动作】

（1）屈肘，仰掌于腰侧。

（2）两仰掌上托过于肩，旋腕翻掌，掌心朝天，指端相对，徐徐上举，待举足后，旋腕翻掌，缓缓向左右外分下抄，同时身体前俯，两掌逐渐合拢，拇指外分，指尖相对，两掌相叠，右掌在上。

（3）两掌如抱重物缓缓提至胸部，上身随势而立。

（4）旋腕翻掌下按，两臂后伸，还原成站势。

（八）两手托天

两手托天含有增力强身的意思。它是锻炼指力的基础功，对揉、拿、推等手法的应用有帮助。

【预备】两脚开立，站步准备。

【动作】

（1）屈肘，仰掌于腰侧。

（2）两仰掌自腰缓缓上托，高举过头，两臂似弧，肘微屈，两仰掌处于头前方，四指并拢，拇指外分，指端向前，目平视。

（3）拇指向外侧运劲，掌根蓄力，屈肘徐徐而下，收回护腰。

（4）由仰掌变俯掌下按，两臂后伸，恢复站势。

二、易筋经

“易”是改变的意思；“筋”指肌腱、韧带、筋膜；“经”，即方法。易筋经是通过锻炼来改变筋脉，使之强健的一种练功方法。易筋经的锻炼方法较多，本节只选10种锻炼姿势，其特点是多数动作与呼吸密切配合，始终采用静止性用力，呼吸方式以舒适自然为宜（或由自然呼吸开始逐步过渡到腹式呼吸），不可绷劲用力。练习易筋经时要求松静自然、刚柔相济、意守丹田。练习时间可按节拍每节做 2～4 个八拍，或先练 1 分钟，保持姿势不变，逐渐增加到 3～10 分钟以上。

（一）韦驮献杵式

韦驮献杵式是指韦驮敬佛进献兵器时的动作姿势，也含有“扶正祛邪”之意。本法不仅是应用踩跷法的基础功，而且是锻炼人体平衡力的基本功之一。

1. 第一式

韦驮献杵第一式是易筋经功法起手架子，属主要锻炼姿势之一。

【预备】立正。

【动作】

（1）两足开立与肩同宽，足掌踏实。

（2）屈肘，两上肢徐徐上提至肩高时，两臂围成近似环状，两掌成抱球姿势，掌心相对，两指端相距约 2 寸。

（3）两掌伸直，掌心相对吻合，指尖向上。

（4）旋臂，指尖转向胸前，然后分手下按，还原成预备姿势。

2. 第二式

韦驮献杵第二式是锻炼两臂悬劲和耐力的重要姿势，又称“横胆降魔杵”。

【预备】两足开立，与肩同宽，双臂自然屈曲，掌心向上，指尖相对，置于腹部（丹田处）。

【动作】

（1）两手臂徐徐上提至胸前水平。

（2）两臂慢慢水平分向体侧至侧平举位，翻掌，掌心向下。

（3）两膝挺直，两足跟上提，足前掌着地，两目圆睁，牙齿咬紧。

（4）同时缓慢放下两臂及足跟，恢复预备式。

3. 第三式

韦驮献杵第三式是易筋经功法中主要锻炼姿势之一，又称掌托天门。

【预备】立正

【动作】

（1）双足开立，与肩同宽。

（2）两手同时上提至胸前，指尖相对，掌心向上，翻掌上托，高过头顶。

（3）仰头，目视掌背，随势足跟提起，足前掌撑地。

（4）两掌变拳，旋臂使拳背向前，上肢用劲缓缓将两拳下拉至腰部，在收拳同时，足跟随势下落，还原。

（二）摘星换斗式

本势喻指摘取和移换天上星斗之动作，可增强手足持久力。

【预备】立正。

【动作】

（1）出右足呈右虚步，两上肢同时运劲，右手垂于裆前，五指微握如钩状，左手握空拳置于腰后。

（2）上提右钩手，使肘略高于肩，钩手置于头右前方，掌心向头。

（3）右臂外旋，钩尖向右，头微偏，目注右掌心。

（4）头正，收臂，收腿还原。

（5）同（1）～（4），但改出左足左手，左右交替。

(三) 倒拽九牛尾式

本式意想身前有九头牛挡道时，要拽住九头牛尾巴，用力将牛拉开（意在两掌），含有增力强身之意。它是锻炼臂力和对抗力的方法之一，为使用一指禅推法、㨰法、擦法奠定基础。

【预备】立正。

【动作】

(1) 双足开立，屈膝下蹲成马步式，双手握空拳置于腰侧。

(2) 两拳由身后划弧形向裆前，拳背相对，拳面近地，同时上身略前俯，抬头，目前视。

(3) 两拳上提至胸前，由拳化掌，成抱球势，腰直头平。

(4) 伸指旋转两掌，四指并拢朝天，拇指外分，随势向左右平推（分）至侧平举位。

(5) 身体向左转，成左弓右箭势（面向左侧）。

(6) 两上肢同时运动，左上肢外旋屈肘成半圆状于胸前，手握空拳，拳心对面，双目视拳，右上肢内旋后伸于臀后，拳背距臀约两拳。

(7) 转体向右。

(8) 收臂还原成立正姿势。

在锻炼时，扳拉锻炼者手臂可测知其是否用力。

(四) 出爪亮翅式

出爪亮翅意指伸出十指模仿飞鸟展翅动作。它是锻炼指力、趾力的基础功，有利于踩、跷、推、揉、拿等手法的练习和使用。

【预备】立正。

【动作】

（1）两手握拳提至腰侧，拳心向上。

（2）两拳缓缓上提至胸变掌，掌心朝上，两掌相距约一拳。

（3）两掌向前推至肘直，高与肩平。

（4）两手缓缓旋腕翻掌，左右拇指相接，四指并拢，肩、肘、腕、掌相平。

（5）两手十指用力外分，使劲贯于指端，两目平视，头如顶物。

（6）十指用力上翘外分，肘直腕曲，目视指端。

（7）十指仍用力分开，屈肘收回腰侧。

（8）俯掌收回，恢复预备式。

（五）九鬼拔刀式

本式是将武士在争斗前的拔刀动作加以神化命名，可锻炼肩臂力量。

【预备】双足开立，与肩同宽，双臂自然下垂。

【动作】

（1）右臂上举过头，由头右侧屈肘俯掌下探，使手抱于后项，头略向前俯。左手屈肘掌心贴于背（指端向上，五指自然分开），自下而上探伸。

（2）头用力后仰，同时右手掌用劲下按，左手用力向上探伸，手、项争力。

（3）同姿势（2），再争力一次。

（4）恢复预备式。左右手交替练习，动作相同。

（六）青龙探爪式

本式以青龙伸爪的动作命名，是锻炼肩背力的方法之一。

【预备】左腿向左平跨一步，两手成仰拳护于腰侧。

【动作】

（1）左上肢仰掌向右前上方伸探，掌高过头，随势身略向右转，面向右前方，两足踏实，目视掌心，右掌仍做仰拳护腰势。

（2）左手拇指向掌心屈曲，双目视拇指。

（3）左臂旋内，掌心向下，俯身探腰，同时推掌至地，膝直，目前视。

（4）直腰，左掌离地，上收至腰。左右轮换，动作相同。

（七）三盘落地式

三盘落地是易筋经功法中练上盘、中盘、下盘之式。三盘指两手、两膝、两足之间犹有三盘。练功时两手、两膝、两足之间协同用力，勿使三盘坠地。

【预备】立正。

【动作】

（1）两足开立成马步式，两手叉腰。

（2）两手由后向前抄抱，十指交叉相握，肘微屈，虎口朝上，掌背向前，两上肢似一圆盘放于上胸。

（3）旋腕转掌，掌心朝前，向左右划弧线而下，在下腹部成仰掌徐徐运劲上托高于肩。

（4）旋臂翻掌，掌心朝下，虎口朝内，沿胸腹之前运劲下按，成俯掌置于膝盖上部，收回成预备式。

（八）卧虎扑食式

卧虎扑食式是易筋经功法中锻炼臂力、指力的重要方法，是模仿卧虎扑向食物的动作。

【预备】立正。

【动作】

（1）出左足成左弓步，双手握拳置于腰侧。

（2）双手指尖相对，平掌推于胸前至肘，目视前方。

（3）俯腰两掌下按（掌或指撑地）于左足前方两侧，足底勿离地，抬头，目前视。

（4）在前之腿离地后伸，使足背放于后足跟上，同时提后足跟，用足尖着地，使两掌或指及后足尖支撑身体。

（5）屈膝屈髋弯腰，使身体缓缓向后收，重心后移，臀部突起，蓄劲待发。

（6）足尖发劲，屈曲之膝缓缓伸直，两掌或指使劲，使身体徐徐向前，尽量前探，重心前移，成波浪形往返运动，势如卧虎扑食。两手臂撑起，仰头抬胸，伸直肘部。

（7）恢复预备式。

（九）打躬式

打躬式又称打躬击鼓式。打躬即弯腰锻炼的动作。

【预备】两足开立，略宽于肩，两手自然下垂。

【动作】

（1）屈肘，十指交叉相握，掌心向前，抱于后脑，两肩外展尽量与胸成水平。

（2）屈膝下蹲成马步式。

（3）直膝弯腰前俯，两手用力使头达胯下，叩齿（可同时鸣天鼓）。

（4）还原成预备式。

（十）工尾式

工尾式又称掉尾摆头式，是模仿动物摇头摆尾来结束练功的一种方法。

【预备】两足开立同肩宽，十指交叉相握，掌心朝上。

【动作】

（1）两臂上提至胸前，旋臂翻掌上举过头，两肘伸直，掌心朝天，两目平视。

（2）仰头，腰后伸，上肢随势移动，目上视。

（3）俯身向前，掌心尽量贴地，抬头（或头微摇转），目前视。

（4）直身收臂，还原预备式。

三、八段锦

八段锦是我国广泛流传的一种医疗练功法，历来深受人们喜爱。八段锦被比作精美的丝织品，因其有 8 个动作，故名“八段锦”。它最早源于近代许逊所著的《灵剑子导引子午记》，从清末流行至今。其特点为招式简单易练，舒展大方，有调五脏、强健四肢、增加肌力之效。“八段锦”练功方法有数种，如“文八段”、“武八段”等。下面主要介绍“文八段”。

（一）两手托天理三焦

【预备】

（1）立正，两臂自然松垂身侧，十指伸展，躯体自然正直。

（2）两脚平行分开，与肩同宽，足趾抓地，足心稍离地上提。

（3）如上势站立片刻，鼻吸口呼，意守头顶中央“百会”。

【动作】

（1）两手掌心朝上，指尖相对，拇指向前，从脐下耻骨部起向上升提至胸前两乳处。

（2）翻掌360°，并向头顶上方举起，两臂伸直，两手指尖相对，掌心朝上，如托天之势。同时，两脚跟提起离地，仰头目视双掌。

（3）两手经胸前自然放下复原。同时，两脚跟放下着地。

以上动作反复做8～12次。最好能配合呼吸：两手上托时吸气，放下复原时呼气。

（二）左右开弓似射雕

【预备】立正，两手自然下垂。

【动作】

（1）左脚向左踏出一步，两膝屈曲成马步。

（2）两臂内收上屈，在胸前交叉，左臂在内，右臂在外，两手十指伸展，掌心朝内下，交于对侧肩臂。

（3）两手握拳，同时配合动作如射箭：左手如握弓，食指与拇指伸直呈“丫”形，左臂向左抽出并伸直，头随之左转，眼看左手食指。同时，右手握拳如执箭，从左手食、拇指上方经过，展臂向右平拉，如拉弓射箭状。

（4）两臂自然放下复原，然后，出右脚，做右侧“开弓射雕”，动作同上，方向相反。

（5）以上动作反复8～12次（一左一右为1次）。最好能配合呼吸：展臂拉弓时吸气，松臂复原时呼气。

（三）调理脾胃臂单举

【预备】立正，两臂自然松垂身侧，两腿靠拢，膝关节伸直。

【动作】

（1）出左脚，使两脚平行分开，与肩同宽。同时，两肘屈曲，两臂平举，弯曲于胸前，掌心向下，指尖相对。

（2）左手翻掌向上高举过头，指尖向右，掌心向上；同时，右手用力伸肘下按，掌心向下，指尖向前；吸气。

（3）两臂保持伸直状态，从身体两侧自然放下，左脚回收，两足并拢，还原直立，呼气。

（4）出右脚，左右换手，动作同上。如此反复 8～12 次（一左一右为 1 次）。

（四）五劳七伤向后瞧

【预备】立正，两臂垂身侧，挺胸收腹。

【动作】

（1）上体不动，仅头颈部慢慢向左转，眼向左后方看，同时深吸气。复原，呼气。

（2）同上，右转。

（3）如上反复 8～12 次（一左一右为 1 次）。

（五）摇头摆尾去心火

【预备】两腿分开约一肩半宽，屈膝成马步，两手虎口向内置于膝上。

【动作】

（1）上体及头向左转，摆动 3 次，吸气，与此对应，臀部向右摆动。复原，呼气。

（2）上体及头向右转，摆动3次，吸气，与此对应，臀部向左摆动。复原，呼气。

（3）重复如上动作8～12次（左右摆动为1次）。

（六）两手攀足固肾腰

【预备】立正，两腿靠拢，两膝伸直。

【动作】

（1）两手反锁（一手掌心握住另一手掌背）在背后，抵撑住腰骶部，两肘微屈上体后仰，脸面朝上。

（2）上体向前弯曲，两手松开，两臂垂下，两膝保持挺直，两手指尽量触捏两脚尖，自然呼吸。

（3）直立复原。再重复如上动作8～12次（一仰一屈为1次）。

（七）攥拳怒目增气力

【预备】两腿分开，屈膝成马步，两手握拳放在腰旁，拳心向上，怒目瞪眼，虎视前方。

【动作】

（1）右拳头向右或前方内旋冲出，由缓趋急，臂直平肩，拳心向下，稍作停留。拳头向前方冲击时，呼气带有爆发声"嘿"。拳头回收腰旁，复原吸气。

（2）接着冲出左拳，动作同上。

（3）重复8～12次（一右一左为1次）。

（八）背后七颠诸病消

【预备】立正，两腿靠拢，直膝，挺胸。

【动作】

（1）两手反剪（一手指掌心握住另一手食指、中指）在背后。

（2）双脚跟尽量向上缓缓提起，向上伸颈，头向上顶，同时吸气。

（3）身体尽量放松，脚跟自然落下，当稍触及地面时又把脚跟向上提起，整个身体似弹性般上下反弹，颠簸抖动 7 次，同时呼气复原。

（4）双脚跟又尽量向上缓缓提起，重复以上动作 8～12 遍（颠簸抖动 7 次为一遍）。